Sandra Mattos

Profil biochimique et protéomique des nouveau-nés SGA

Sandra Mattos

Profil biochimique et protéomique des nouveau-nés SGA

Recherche de biomarqueurs pour l'hypertension
à l'âge adulte

ScienciaScripts

Imprint
Any brand names and product names mentioned in this book are subject to trademark, brand or patent protection and are trademarks or registered trademarks of their respective holders. The use of brand names, product names, common names, trade names, product descriptions etc. even without a particular marking in this work is in no way to be construed to mean that such names may be regarded as unrestricted in respect of trademark and brand protection legislation and could thus be used by anyone.

Cover image: www.ingimage.com

This book is a translation from the original published under ISBN 978-620-2-04838-5.

Publisher:
Sciencia Scripts
is a trademark of
Dodo Books Indian Ocean Ltd. and OmniScriptum S.R.L publishing group

120 High Road, East Finchley, London, N2 9ED, United Kingdom
Str. Armeneasca 28/1, office 1, Chisinau MD-2012, Republic of Moldova, Europe
Printed at: see last page
ISBN: 978-620-7-23897-2

Copyright © Sandra Mattos
Copyright © 2024 Dodo Books Indian Ocean Ltd. and OmniScriptum S.R.L publishing group

RÉSUMÉ

REMERCIEMENTS 2
INTRODUCTION 5
OBJECTIFS 8
analyse documentaire 9
CONSIDÉRATIONS FINALES 25
RÉFÉRENCES 27
CHAPITRE 1 - QUELS CRITÈRES DE CROISSANCE PERMETTENT DE MIEUX PRÉDIRE LA PROGRAMMATION FŒTALE ? 43
CHAPITRE 2 - PROTEOME SEREIN DES ENFANTS PETITS POUR L'AGE GESTATIONNEL : UNE VOIE VERS LA PROGRAMMATION FETALE. 52

À mes parents, Wandem et Stela, qui m'ont appris dès mon plus jeune âge qu'avec de l'amour, "quand on veut, on peut"...

A Carlos Eduardo, mon fils, pour le plus bel exemple de vérité dans ces mots.

La merveilleuse énergie de cet Univers, qui nous gouverne, nous garde et nous éclaire.

REMERCIEMENTS

José Luis de Lima Filho, un grand ami, une source d'inspiration et un exemple professionnel pour sa compétence, sa bonne humeur et sa personnalité facilitatrice dans tous les processus de travail.

A ma co-superviseure, Prof[a]. Maria Elizabeth Chaves, pour la coordination, la discipline et le professionnalisme avec lesquels elle guide ses étudiants, les poussant à dépasser leurs limites.

À tous les chercheurs du laboratoire d'immunopathologie Keizo Asami de l'université fédérale de Pernambouc, en particulier Carmelita, en histologie, Rafael, en microscopie électronique et Mariana, en morphométrie, pour leur bonne volonté, leur patience et leur collaboration dans la réalisation de ce travail. Nous remercions également les professeurs Danyella Bruneska (BioMol), Nicodemus et Màrio (Histologie) pour leurs conseils et leurs orientations.

Au professeur Màrcia Ishigai de l'Unifesp, pour ses discussions et ses enseignements au fil des ans.

Aux étudiants en médecine, Kleiton et Thalyta, pour leur dévouement, leur intérêt et leur participation à ce travail.

Au personnel enseignant de Renorbio, en la personne du professeur[a]. Madalena Guerra, pour son travail de coordination du point focal de Pernambuco.

Aux étudiants de Renorbio 2006/1, en particulier à notre collègue Henrique Castelleti, pour son excellente coordination du point focal de Pernambuco.

À tous les collègues médecins et au personnel de l'unité de cardiologie materno-fœtale pour leur patience, leur aide et leurs encouragements dans la réalisation de ce travail. En particulier, à ma compagne et sœur-amie, Rossana Severi, pour avoir participé aux collectes et pour avoir coordonné le service en mon absence. A Lúcia Moser, ma collègue cardiopédiatre, pour sa maîtrise de la coordination clinique de l'Unité. Et à Sulamita et Eraldo, pour les heures passées à travailler ensemble, à collecter et à transporter le matériel entre les maternités et les laboratoires.

Au Dr Deuzeny Tenório, mon professeur, mon amie et un grand exemple de connaissance et d'intégrité professionnelle, pour toute l'aide qu'elle m'a apportée dans la collecte des données.

Suzana Costa, ma collègue doctorante, pour les excellentes discussions qui ont facilité mon apprentissage et m'ont aidé à orienter mon travail.

A nos collègues obstétriciens et pédiatres, le Dr Abilio du Real Hospital Português, le Dr Fàtima de l'hôpital Agamenon Magalhães et le Dr Olimpio du CISAM, pour avoir facilité notre travail dans les maternités.

Aux bons amis qui nous encouragent à continuer et nous écoutent dans les moments difficiles.

Aux patients qui nous motivent à apprendre toujours plus.

Et enfin, à ma famille, mon port d'attache, ma source de bonheur, mon principal soutien, mon encouragement et ma plus grande raison d'aller de l'avant. En particulier, Carlos Eduardo, qui, entre 6 et 10 ans, a souvent joué à "faire un doctorat" pour aider sa maman à étudier. Merci Dudu, j'espère qu'un jour je pourrai t'aider avec le tien !

"Car même l'esprit dépend tellement du tempérament et de la disposition des organes du corps que, s'il est possible de trouver un moyen de rendre les hommes encore plus sages et plus habiles qu'ils ne l'ont été jusqu'à présent, je crois que c'est dans la médecine qu'il faut le chercher".

"Je suis sûr qu'il n'y a personne, même parmi ceux qui la pratiquent, qui n'avouerait pas que tout ce que nous savons sur elle n'est presque rien en comparaison de ce que nous ignorons encore, et que nous pourrions nous préserver d'un grand nombre de maladies, tant de l'esprit que du corps, et peut-être même de la débilité qui accompagne la vieillesse, si nous avions une connaissance suffisante de leurs causes et de tous les remèdes que la nature a mis à notre disposition."

(Renè Descartes : Discours de la méthode, 1637.

Traduit pour la première fois en portugais en 1896 par le philosophe brésilien Miguel Lemos (1854 - 1917)).

INTRODUCTION

En 2010, l'Organisation mondiale de la santé a estimé le nombre de personnes hypertendues à 1,2 milliard, ce qui correspond à 17 % de la population mondiale (http://www.emro.who.int/ncd/hypertension.htm).

L'hypertension est un grave problème de santé publique, non seulement en raison de sa forte prévalence dans toutes les sociétés, mais aussi en raison de son association avec les principales maladies chroniques non transmissibles chez les adultes, notamment les maladies coronariennes, les accidents vasculaires cérébraux, l'insuffisance cardiaque, l'insuffisance rénale terminale et les maladies vasculaires périphériques, pathologies responsables de plus de 60 pour cent de tous les décès sur la planète (http://www.who.int/chp/about/integrated_cd/en/), (STAESSEN, WANG et al, 2003 ; ZANDI-NEJAD, LUYCKX et al, 2006 ; LAWES, VANDER et al, 2008).

Malgré d'intenses recherches dans ce domaine, l'étiologie de l'hypertension et d'autres maladies chroniques non transmissibles reste inconnue. Les facteurs génétiques et les habitudes de vie de l'adulte sont souvent considérés comme les causes sous-jacentes ; cependant, la coexistence fréquente de l'hypertension, du diabète de type 2, des dyslipidémies, de la résistance à l'insuline et des maladies rénales chroniques suggère un même phénomène causal à l'origine de leur développement (WILLIAMS, CLARK et al, 1991 ; HALES, BARKER et al, 1991).

L'environnement intra-utérin peut être ce phénomène causal, comme l'ont suggéré pour la première fois David Barker et ses collaborateurs lorsqu'ils ont constaté une forte corrélation entre le poids de naissance et la morbidité et la mortalité dues à l'hypertension et aux maladies cardiovasculaires à l'âge adulte, dans une vaste cohorte d'hommes et de femmes anglais nés au début du 20e siècle (BARKER et OSMOND, 1988 ; BARKER, WINTER et al, 1989).

Les observations de Barker ont permis d'établir l'hypothèse d'une *programmation* fœtale des maladies chroniques non transmissibles chez l'adulte, également connue sous le nom d'hypothèse de Barker, ou des origines du développement de la maladie et de la santé (; BARKER, 1990 ; BARKER, 1992b ; BARKER, 2007a).

L'hypothèse de Barker propose qu'un stimulus environnemental défavorable, tel que la restriction de nutriments ou d'oxygène pendant une période critique du développement fœtal, induise des effets structurels et fonctionnels dans l'organisme en développement, optimisant la croissance d'organes clés, tels que le cerveau, au détriment d'autres organes, tels que les îlots de Langerhans du pancréas. En prévision d'un environnement extra-utérin à faible apport calorique, le fœtus effectue des changements adaptatifs qui conduisent à des modifications métaboliques visant à lui garantir de meilleures chances de survie. Ces adaptations peuvent rester favorables si les conditions postnatales restent similaires à celles de la vie intra-utérine, ou devenir délétères si la nutrition postnatale est abondante (BARKER, 1993b ; BARKER, 1995 ; BARKER, 1997).

Depuis les premières observations, de nombreuses études épidémiologiques portant sur des populations de différentes régions de la planète ont non seulement corroboré les résultats de Barker, mais les ont étendus à la susceptibilité à une série d'autres conditions physiopathologiques, telles que l'intolérance au glucose, le diabète de type 2, l'obésité et les accidents vasculaires cérébraux (WOELK, 1995 ; ERIKSSON, FORSEN et al, 2000 ; LACKLAND, EGAN et al, 2003 ; YAJNIK, FALL et al, 2003 ; MCMILLEN et ROBINSON, 2005).

Malgré la quantité considérable de preuves accumulées sur la *programmation* intra-utérine des maladies de l'adulte, les mécanismes qui déterminent cette *programmation ne sont* pas encore tout à fait clairs.

La mise en évidence d'une forte association épidémiologique entre les maladies chroniques non transmissibles chez les adultes et le faible poids à la naissance a cependant fait de ce dernier le principal "marqueur" de la *programmation* fœtale (BARKER, 1993a).

Ce paradigme a toutefois été remis en question (HALES et BARKER, 2001).

Une grande question reste à éclaircir : le poids de naissance n'est-il pas toujours affecté par des conditions intra-utérines défavorables ou les méthodes de classification de la population ne reflètent-elles pas toujours le véritable potentiel de croissance des bébés ?

Le débat sur la classification du poids de naissance se poursuit depuis de nombreuses années en épidémiologie et en périnatologie, bien qu'il soit quelque peu parallèle à la discussion sur la *programmation* fœtale (WILCOX, 2001 ; GARDOSI, 2006 ; GARDOSI, 2009).

Les courbes classiques de poids de naissance définissent l'adéquation du poids au sexe et à l'âge gestationnel à partir de normogrammes basés sur une population générale (LUBCHENCO, HANSMAN et al, 1963 ; MARCONDES, 1987 ; GUARAN, WEIN et al, 1994 ; OLSEN, GROVEMAN et al, 2010).

Les chercheurs qui préconisent l'utilisation de critères personnalisés pour la classification du poids de naissance font valoir que la croissance intra-utérine est un phénomène complexe qui résulte de l'interaction de nombreux facteurs, tels que la taille et le poids de la mère, sa parité, son état nutritionnel et son appartenance ethnique, les conditions socio-économiques et les habitudes telles que le tabagisme, ainsi que le sexe de l'enfant, entre autres. À l'exception du sexe, tous les autres facteurs sont ignorés dans les classifications basées sur les courbes de population. Ainsi, les bébés constitutionnellement petits ou grands peuvent être confondus avec ceux qui ont souffert d'une croissance intra-utérine restreinte ou qui ont dépassé leur potentiel de croissance, respectivement. Inversement, les bébés dont le poids de naissance se situe dans la fourchette normale des courbes de population peuvent avoir manqué ou dépassé leur potentiel de croissance à la naissance (VERKAUSKIENE, FIGUERAS et al, 2008 ; FIGUERAS et GARDOSI, 2009 ; GARDOSI et FRANCIS, 2009).

Plusieurs études ont montré que les critères personnalisés sont plus précis que les courbes de population pour identifier les fœtus présentant des troubles de la croissance intra-utérine.

Cependant, ces critères n'ont pas encore été introduits, ni même validés, dans la majorité des centres de néonatologie de notre pays. Nous n'avons pas non plus trouvé d'études évaluant l'utilisation de ces critères dans l'identification des fœtus soumis à une *programmation* défavorable (IRAOLA, GONZALEZ *et al*, 2008).

Compte tenu de la morbidité et de la mortalité de l'hypertension artérielle et du poids des preuves en faveur d'une origine intra-utérine pour son développement, la recherche de connaissances pouvant conduire à une meilleure identification des patients à risque peut conduire à la promotion de changements significatifs, non seulement en améliorant les conditions de santé de ces individus et des générations futures, mais aussi en réduisant les coûts du système de santé pour une grande partie de la population.

OBJECTIFS

Objectif général

Identifier les marqueurs de la "*programmation*" fœtale chez les nouveau-nés d'âge gestationnel réduit en tant que stratégie de prévention de l'hypertension artérielle systémique dans la population adulte.

Objectifs spécifiques

- **Chapitre 1** - Évaluation des marqueurs biochimiques impliqués dans la "*programmation*" fœtale de l'hypertension artérielle systémique chez les nouveau-nés d'âge gestationnel réduit, classés selon des critères classiques et personnalisés.

- **Chapitre 2** - Étude du protéome du sérum du cordon ombilical de nouveau-nés en bas âge gestationnel.

ANALYSE DOCUMENTAIRE

Dans ce chapitre, nous passons en revue les principaux travaux sur les origines intra-utérines de la maladie et de la santé (partie 1), la classification du poids de naissance (partie 2) et la *programmation* fœtale *de* l'hypertension artérielle systémique (partie 3), en mettant l'accent sur le système cardiovasculaire.

Partie 1 : Origines du développement de la maladie et de la santé

Dès 1934, une association entre des événements précoces, principalement la malnutrition dans l'enfance ou in utero, et les maladies cardiovasculaires à l'âge adulte a été reconnue (revue par (MCMILLEN et ROBINSON, 2005) et par (GLUCKMAN, HANSON et al, 2007a)). Il revenait au groupe des Drs. Barker et Hales de documenter, à partir de la fin des années 1980, une association entre le faible poids de naissance et l'hypertension, les maladies coronariennes, l'intolérance au glucose, la résistance à l'insuline, le diabète de type 2, l'hyperlipidémie, l'hypercholestérolémie, l'obésité, les maladies pulmonaires obstructives et les troubles de la reproduction à l'âge adulte (; BARKER, OSMOND et al, 1989a ; BARKER, OSMOND et al, 1989b ; BARKER, BULL et al, 1990 ; HALES, BARKER et al, 1991 ; BARKER, 1992a).

Ce groupe a lancé l'hypothèse de la *programmation* intra-utérine pour le développement de maladies chroniques non transmissibles chez l'adulte, qui propose que, pendant les périodes critiques du développement pré- et post-natal des mammifères, la nutrition et d'autres stimuli environnementaux influencent les voies de développement et, par conséquent, induisent des changements "permanents" dans le métabolisme et la susceptibilité aux maladies chroniques.

Les premières conclusions du Dr Barker et du groupe du Dr Hales sont issues d'une étude rétrospective d'une cohorte d'hommes et de femmes nés en Grande-Bretagne au début du 20ème siècle. Dans cette étude, un faible poids de naissance (<2.500g) était le principal facteur associé à un risque accru d'hypertension, de maladie coronarienne et d'intolérance au glucose à l'âge adulte (; BARKER, 1991). Par la suite, des études épidémiologiques dans diverses populations ont confirmé ce phénomène de "*programmation* intra-utérine" (RAVELLI, VAN DER MEULEN et al, 1998 ; CHALI, ENQUSELASSIE et al, 1998 ; BATESON, 2001). Les fœtus situés à l'autre extrême nutritionnel semblent également présenter un risque élevé de maladies chroniques à l'âge adulte (LAUNER, HOFMAN et al, 1993 ; MCCANCE, PETTITT et al, 1994 ; DAS et SYSYN, 2004).

Dans les années 1990, parallèlement aux travaux de Barker et de nombreux autres chercheurs sur les mécanismes de la *programmation* fœtale, le projet Génome était en cours qui, en 2001, a démontré l'existence d'environ 30 000 gènes dans le génome humain, dont moins de 3 000 gènes codant pour plus d'un million de protéines (LANDER, LINTON et al, 2001 ; VENTER, ADAMS et al, 2001).

Dès lors, il est apparu clairement que les gènes seuls ne sont pas responsables des énormes différences phénotypiques observées chez nos espèces, et l'intérêt de la communauté scientifique s'est porté sur l'épigénétique, ou l'étude de l'héritage ne dépendant pas de l'ADN (JABLONKA et LAMB, 2002 ; VAN, VAN et al, 2002 ; VARMUZA, 2003 ; KELLY et TRASLER, 2004 ; CREWS et MCLACHLAN, 2006).

Avec ces connaissances, il n'est plus logique de penser qu'une maladie est purement "génétique ou environnementale". Selon Richard Lewontin, "pris ensemble, les relations entre les gènes, les organismes et l'environnement sont réciproques, dans lesquelles les trois éléments sont à la fois cause et effet. Les gènes et l'environnement sont tous deux des causes des organismes, qui sont à leur tour des causes de l'environnement, de telle sorte que les gènes deviennent des causes de l'environnement médiatisé par les organismes" (LEWONTIN, 2000).

L'épigénétique occupe actuellement une place centrale dans la recherche clinique et expérimentale, à la recherche de connaissances sur les mécanismes possibles qui expliquent la *programmation* fœtale des maladies de la vie adulte (SAUGSTAD, 2006 ; LING et GROOP, 2009 ; JOVANOVIC, RONNEBERG et al, 2010 ; VILLENEUVE et NATARAJAN, 2010). Cette *programmation* résulte d'un équilibre entre la charge génétique de l'individu et l'environnement dans lequel il se développe (GLUCKMAN et HANSON, 2004). Elle peut affecter le développement de l'individu aux niveaux génétique, cellulaire, organique ou systémique (GLUCKMAN, HANSON et al, 2007b ; TURUNEN, AAVIK et al, 2009).

Parmi les mécanismes épigénétiques impliqués figurent la méthylation de l'ADN et l'altération des histones, qui peuvent conduire à des niveaux d'expression différents, avec des altérations conséquentes dans la synthèse des protéines. En fait, des études récentes ont montré que le protéome des nouveau-nés présentant une restriction de la croissance intra-utérine diffère de celui des nouveau-nés correspondant à leur âge gestationnel (WANG, CHEN et al, 2008 ; KARAMESSINIS, MALAMITSI-PUCHNER et al, 2008 ; SHEN, XU et al, 2010 ; WANG, WU et al, 2010). Des études cliniques et expérimentales ont également mis en évidence des altérations de la méthylation de l'ADN dans des situations associées à une restriction de la croissance intra-utérine, telles que la pré-éclampsie et l'insuffisance placentaire (YUEN, PENAHERRERA et al, 2010 ; THOMPSON, FAZZARI et al, 2010).

Au niveau cellulaire, la *programmation* peut entraîner des changements dans la densité des récepteurs ou dans la dégradation métabolique des messagers. Des études immunohistochimiques ont documenté des altérations de la densité des récepteurs placentaires chez l'homme, ainsi que dans d'autres organes tels que les reins et le cerveau chez les fœtus à croissance intra-utérine restreinte (CHALLIER, BASU et al, 2008 ; ALWASEL et ASHTON, 2009).

Les répercussions de la *programmation* au niveau des organes sont des altérations structurelles et/ou des changements de volume des organes. Le nombre plus faible de néphrons constaté en cas de croissance intra-utérine restreinte est l'un des exemples les plus étudiés de cet effet (WLODEK, WESTCOTT et al, 2008a ; THOMAS et KASKEL, 2009 ; DOTSCH, 2009), mais des changements similaires ont déjà été constatés dans plusieurs autres organes (SCHWITZGEBEL,

SOMM et al, 2009 ; VARVARIGOU, 2010 ; THORNBURG, O'TIERNEY et al, 2010). Le fait même d'être "petit" pour l'âge gestationnel peut être considéré comme le principal marqueur de la *programmation*.

Enfin, au niveau systémique, il y a une reprogrammation des axes hormonaux avec une réponse altérée au stress (BRIANA et MALAMITSI-PUCHNER, 2010 ; REYNOLDS, 2010 ; MORRISON, DUFFIELD et al, 2010).

La figure 1, adaptée de Nuyt, résume les niveaux de programmation et les principales voies connues et proposées par lesquelles l'environnement intra-utérin peut conduire à un dysfonctionnement endothélial et à l'hypertension à l'âge adulte.

Le principal facteur environnemental déclenchant la *programmation* semble être la nutrition maternelle et la capacité du placenta à transférer les nutriments et l'oxygène au fœtus (GUILLOTEAU, ZABIELSKI et al, 2009 ; XITA et TSATSOULIS, 2010 ; SIBLEY, BROWNBILL et al, 2010 ; CHMURZYNSKA, 2010a). De nombreuses études cliniques ont établi un lien entre certains aspects du dysfonctionnement nutritionnel, en particulier la carence en protéines, mais aussi en vitamines et autres micronutriments, et l'altération de la croissance intra-utérine et le développement de maladies chroniques tout au long de la vie des individus (MERLET-BENICHOU, VILAR et al, 1997 ; YAJNIK, 2006 ; GEORGIEFF, 2007 ; SCHULZ, ENGEL et al, 2007 ; HOFFMAN, SCOCCIA et al, 2008 ; LEFFELAAR, VRIJKOTTE et al, 2010 ; BROUGH, REES et al, 2010).

Des modèles animaux expérimentaux ont déjà été utilisés pour corroborer ces résultats, que ce soit en raison d'une restriction calorique globale, d'une restriction protéique ou d'une insuffisance placentaire résultant d'une ligature de l'artère ombilicale (OYAMA, PADBURY et al, 1992 ; MCARDLE, ANDERSEN et al, 2006 ; KARADAG, SAKURAI et al, 2009).

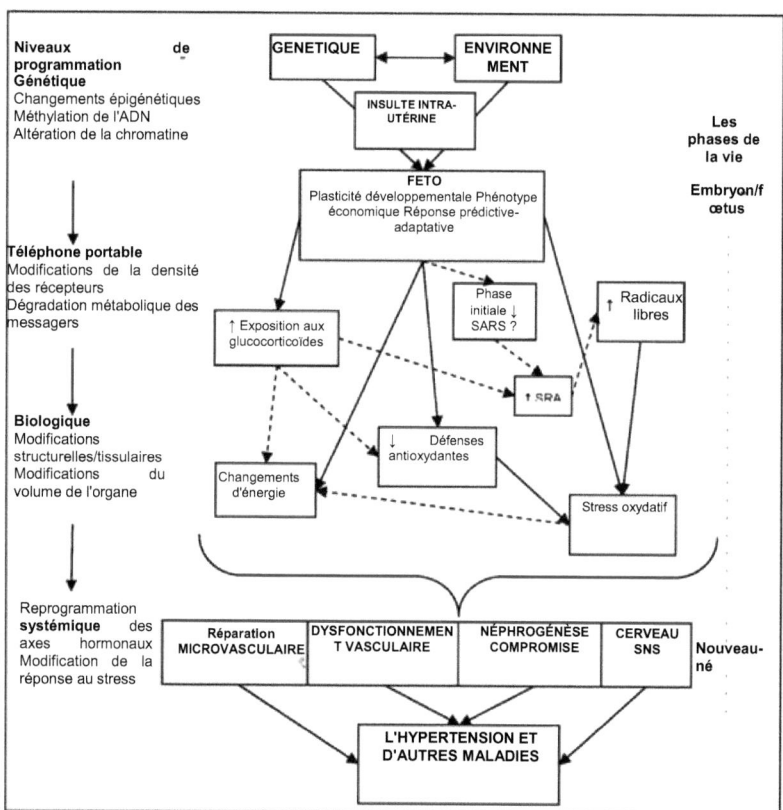

Figure 1 - Résumé de la *"programmation"* fœtale des maladies de l'adulte (gène - cellule - organe - système) avec les voies connues (flèches fermées) et potentielles (flèches en pointillé) par lesquelles l'environnement périnatal peut conduire à un dysfonctionnement vasculaire, à l'hypertension et à d'autres maladies chroniques non transmissibles chez l'adulte. Adapté de (; NUYT, 2008)

Le stress oxydatif est également un facteur important dans la *programmation* fœtale et est fréquemment présent dans les grossesses de bébés présentant des altérations de la croissance, qu'elles soient dues à l'hypertension, à la pré-éclampsie, au tabagisme, à l'obésité, à l'infection ou à l'inflammation (LUO, FRASER et al, 2006). D'autres facteurs défavorables impliqués dans la genèse de la *programmation* sont le stress, la consommation d'alcool, le tabagisme, les troubles hormonaux, l'usage de drogues, l'hyperuricémie et le dysfonctionnement placentaire (EDWARDS, BENEDIKTSSON et al, 1993) ;

MERLET-BENICHOU, 1999 ; RONDO, FERREIRA et al, 2003 ; ROBERTS, BODNAR et al, 2005 ; HOLMES, ABRAHAMSEN et al, 2006 ; TRICHE et HOSSAIN, 2007 ; ORNOY et ERGAZ, 2010 ; THORNBURG, O'TIERNEY et al, 2010).

Malgré les nombreuses preuves en faveur d'une origine intra-utérine du développement des maladies chroniques non transmissibles à l'âge adulte, les mécanismes par lesquels le fœtus est "*programmé*" pour développer ces maladies restent flous (LUCAS, 1998 ; SINGHAL et LUCAS, 2004 ; GLUCKMAN et HANSON, 2004).

Nous examinerons ci-dessous les principales hypothèses proposées pour expliquer la "*programmation*" *du* fœtus.

Modèle de génotype économique

Bien avant que l'hypothèse de Barker ne soit proposée ou que le projet génome ne soit réalisé, Neel a proposé l'hypothèse du "génotype économique" pour expliquer l'association physiopathologique entre les événements défavorables survenus au début de la vie et les maladies chroniques à l'âge adulte (NEEL, 1962). Selon cette hypothèse, les gènes "économes" ou "épargnants" sélectionnés par l'organisme en période de limitation nutritionnelle augmenteraient la capacité de stockage des graisses. Ces gènes économiques donneraient à l'individu un avantage dans les environnements pauvres en calories, en réduisant l'utilisation du glucose et en limitant la croissance de l'organisme. Si les individus présentant ce génotype étaient confrontés à un environnement sans limitation alimentaire et à une faible dépense énergétique au cours de la vie extra-utérine, ils auraient un risque accru de développer un diabète de type 2 et un syndrome métabolique (LEV-RAN, 2001).

Selon ce modèle, les "gènes économiques" auraient permis à nos ancêtres de survivre à des périodes de restriction alimentaire ("chasse et stockage"), mais nous auraient exposés au risque de maladie, d'autant plus que les régimes alimentaires à plus fort apport calorique sont utilisés et que la longévité augmente dans les sociétés modernes (BATTERSHILL, HATTERSLEY *et al*, 1999).

Les modèles génétiques ne peuvent cependant pas expliquer à eux seuls comment les effets de la restriction calorique pendant la grossesse ou au début de la vie d'un individu affectent sa santé, comme cela a été démontré dans la cohorte néerlandaise de la famine et dans divers modèles animaux (JOFFE et ZIMMET, 1998 ; ROSEBOOM, VAN DER MEULEN *et al*, 2001).

Pour tenter d'expliquer les effets de la *programmation* observés chez l'homme et l'animal à court et moyen terme, d'autres modèles ont été proposés.

Le modèle du phénotype économique et l'hypothèse de l'*inadéquation*

Hales et Barker ont proposé l'hypothèse du phénotype économique (BYRNE, WANG *et al*, 1992). Cette hypothèse suggère que le même génotype peut donner lieu à différents phénotypes, en fonction des influences environnementales précoces sur les différentes voies de développement. Les "indices" environnementaux peuvent être utilisés comme des prédicteurs, déterminant lequel d'un groupe de voies de développement sera suivi. Ainsi, si la nutrition du fœtus est mauvaise, une réponse adaptative se produit et entraîne des changements dans le métabolisme. Dans la vie extra-utérine, si l'environnement reste pauvre en nutriments, l'individu sera bien adapté et aura de meilleures chances de survie. Cependant, s'il existe un *décalage entre l'*environnement rencontré

et celui attendu ("*mismatch*"), un problème se pose (CIANFARANI, GERMANI et al, 1999 ; SINGHAL et LUCAS, 2004 ; JOBE, 2010).
Ce concept est résumé dans la figure 2.

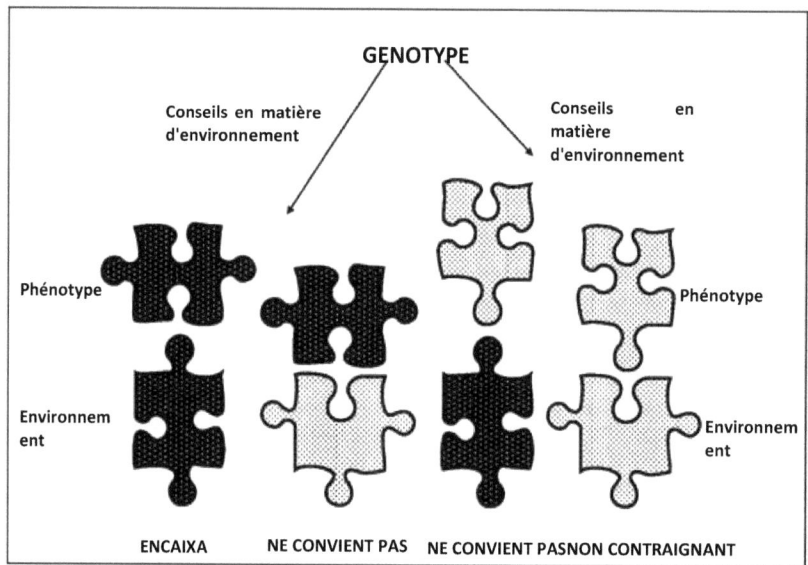

Figure 2 - Plasticité du développement. Le même génotype peut donner lieu à des phénotypes différents, en fonction des influences environnementales précoces (pré-, péri- et post-natales) sur les différentes voies de développement. Les "indices" environnementaux peuvent être utilisés comme des prédicteurs, déterminant lequel d'un groupe de voies de développement sera suivi. Si l'environnement ne change pas, le phénotype de l'organisme restera adapté à l'environnement tout au long de sa vie, comme le montrent la forme et le motif du puzzle ci-dessus. Toutefois, si l'environnement change par rapport à ce qui a été déduit pour un modèle de développement particulier, le phénotype ne sera pas adapté aux conditions de la vie post-natale, ce qui prédispose au développement de maladies tout au long de la vie de l'individu. (Adapté de Bateson et al. 2007).

Hypothèse d'une *croissance de rattrapage*

L'hypothèse d'une croissance postnatale exagérée a été proposée pour la première fois par Singhal et Lucas pour expliquer l'association entre une croissance postnatale rapide chez les prématurés et le développement du syndrome métabolique à l'âge adulte (LUCAS, 1998).

En 1999, Cianfareli et al ont défini le terme "*croissance de rattrapage*", en se basant sur l'hypothèse selon laquelle l'organisme d'un nouveau-né ayant une croissance intra-utérine restreinte aurait été exposé à de faibles niveaux d'insuline et d'IGF1 et, lorsqu'il est confronté à des niveaux élevés de ces hormones dans la vie extra-utérine, développerait une résistance à l'insuline comme mécanisme de défense contre l'hypoglycémie. Cette hypothèse a des implications cliniques importantes et va à l'encontre de la pratique néonatale de la suralimentation, qui est souvent utilisée avec les nouveau-nés de faible poids de naissance (CIANFARANI, GERMANI et al, 1999).

Modèles de plasticité développementale et de réponse prédictive-adaptative

Les adaptations que le fœtus effectue en réponse aux stimuli environnementaux précoces et les voies qui en découlent sont regroupées sous le terme de "plasticité développementale" et sont responsables de la grande variété de phénotypes qui peuvent résulter d'un même génotype (BURDGE et LILLYCROP, 2010). Ces changements ne dépendent pas de l'ADN, mais peuvent être transmis aux générations futures.

Dans ce cas, grâce à des "indices" provenant de l'environnement intra-utérin, l'individu anticipe et se prépare à ce qui se passera après la naissance. La biologie expérimentale présente plusieurs exemples de ce phénomène. Chez la salamandre mexicaine (Ambystoma mexicanum ou Axolotl), les conditions environnementales précoces déterminent si l'animal adulte sera purement aquatique ou amphibie (WEST-EBERHARD M.J., 2003). Les campagnols de prairie d'Amérique du Nord, par contre, naissent avec une fourrure plus longue en automne par rapport aux animaux nés au printemps, même s'ils sont nés des jours avec une durée d'éclairement et des températures identiques. Dans ce cas, l'environnement intra-utérin semble pouvoir "informer" le fœtus que la durée et la température des jours diminuent dans le premier groupe et augmentent dans le second (LEE et ZUCKER, 1988).

Toutes ces hypothèses visent à expliquer comment, alors qu'il est encore dans l'utérus, le fœtus s'adapte en fonction de l'interaction entre son génotype et les influences environnementales, ce qui conduira à un phénotype spécifique mieux adapté à la survie et à la reproduction dans l'environnement extra-utérin prévu.

Depuis le début des observations épidémiologiques, le faible poids de naissance est l'aspect phénotypique central de la *programmation* intra-utérine des maladies de la vie adulte. Cependant, cette association n'est pas toujours présente (GLUCKMAN et HANSON, 2004).

L'une des explications proposées est que le poids de naissance n'est qu'un marqueur de substitution pour la *programmation* fœtale, et que cette dernière peut se produire sans aucun impact sur la prise de poids du bébé.

D'autre part, les critères basés sur la population généralement utilisés pour classer le poids de naissance ne sont pas efficaces pour documenter le véritable potentiel de croissance des bébés. Ainsi, l'utilisation de critères personnalisés constituerait une approche plus efficace pour identifier les individus soumis à une *programmation* intra-utérine défavorable.

C'est pourquoi la littérature sur la classification du poids de naissance est résumée ci-dessous.

Partie 2 - Classification du poids à la naissance

Selon Wilcox, le poids de naissance est l'une des variables les plus accessibles et les plus mal comprises de l'épidémiologie (WILCOX, 2001). Cette variable attire depuis longtemps l'attention des chercheurs en tant que composante fondamentale du phénotype humain. D'un point de vue évolutif, le poids de naissance représente l'ampleur de l'investissement maternel au cours de la vie fœtale, négocié par le biais d'interactions hormonales dynamiques entre la mère et le fœtus (HAIG, 1993). D'un point de vue biomédical, le poids de naissance est hautement prédictif de la morbidité et de la mortalité pendant l'enfance (KRAMER, 1987 ; CARLO, GOUDAR et al, 2010), ainsi que du développement de maladies chroniques non transmissibles au cours de la vie d'un individu (BARKER et OSMOND, 1988b ; KANAKA-GANTENBEIN, 2010 ; VARVARIGOU, 2010).

En règle générale, un bébé est considéré comme petit pour l'âge gestationnel lorsqu'il est inférieur au 10e percentile pour le sexe et l'âge gestationnel, et grand lorsqu'il dépasse le 90e percentile (AMERICAN ACADEMY OF PEDIATRICS, 1967). La restriction de la croissance intra-utérine peut être symétrique, lorsque tout le corps du bébé est affecté de manière proportionnelle, ou asymétrique, lorsque la croissance de la tête est épargnée par rapport au reste du corps. Ce dernier phénotype est plus étroitement associé à une souffrance intra-utérine dans la seconde moitié de la grossesse, alors que le premier est beaucoup plus précoce (ROSENBERG, 2008).

Comme les bébés qui souffrent d'une restriction de la croissance intra-utérine sont généralement nés petits pour leur âge gestationnel, il n'est pas rare d'associer un bébé petit pour son âge gestationnel à un environnement intra-utérin défavorable (LEE, CHERNAUSEK et al, 2003).

Cependant, il existe une distinction théorique claire entre les termes "petit pour l'âge gestationnel" et "grand pour l'âge gestationnel", et les conditions "croissance intra-utérine restreinte" et "macrosomie" (BERNSTEIN I, 1996). Les deux premières se réfèrent uniquement à la taille du bébé, étant une simple description de son poids par rapport à la durée de la grossesse. Elles ne donnent aucune indication directe sur la qualité de la croissance intra-utérine. Au contraire, les deux dernières expressions définissent des bébés qui n'ont pas atteint ou qui ont dépassé leur potentiel de croissance et décrivent donc des situations pathologiques. En pratique, la distinction entre ces deux groupes reste un défi majeur pour les obstétriciens et les pédiatres (ANANTH et VINTZILEOS, 2009).

L'âge gestationnel est le principal déterminant du poids de naissance, mais il arrive souvent que l'on ne dispose pas d'informations précises sur la date des dernières règles. C'est pourquoi l'estimation de l'âge gestationnel par échographie est considérée comme plus précise et est couramment utilisée dans la pratique clinique. L'échographie est également la méthode de choix pour différencier les fœtus petits pour l'âge gestationnel de ceux dont la croissance intra-utérine est restreinte ; cependant, la précision de cette information est encore parfois remise en question (MCCOWAN, HARDING et al, 2000 ; HERSHKOVITZ, KINGDOM et al, 2000 ; FIGUERAS, EIXARCH et al, 2008).

Courbes de croissance intra-utérine

En 1963, Lubchenco a publié une étude montrant que la mortalité néonatale augmente à tous les âges gestationnels lorsque le poids est inférieur au 10e percentile (LUBCHENCO, HANSMAN et al, 1963). Ce fait a renforcé le concept de retard de croissance intra-utérin et a changé la façon dont les obstétriciens abordent les grossesses et la prise en charge du nouveau-né. Dès lors, ses courbes de croissance fœtale ont été largement utilisées. Par la suite, de nombreuses autres courbes de croissance intra-utérine portant sur des populations de femmes enceintes encore plus importantes ont été publiées (; ALEXANDER, HIMES et al, 1996 ; BERNSTEIN, MOHS et al, 1996).

Les courbes de croissance classiques, basées sur des critères de population, ne prennent en compte que l'âge gestationnel et le sexe de l'enfant et définissent un poids moyen normal pour les enfants jusqu'à deux déviations standard de la moyenne, ou entre les 10ème et 90ème percentiles (LUBCHENCO, 1970 ; BRENNER, EDELMAN et al, 1976 ; WILLIAMS, CREASY et al, 1982 ; MARCONDES, 1987).

Cependant, le poids de naissance résulte de l'interaction complexe de nombreux facteurs, tels que l'âge gestationnel, le sexe de l'enfant, la taille et le poids de la mère, sa parité, son état nutritionnel et son appartenance ethnique, les conditions socio-économiques et les habitudes telles que le tabagisme, entre autres (WILCOX, GARDOSI et al, 1993 ; EGO, SUBTIL et al, 2006 ; MONGELLI, FIGUERAS et al, 2007 ; FIGUERAS, MELER et al, 2008a). Le sexe, la parité, la taille, le poids et l'origine ethnique de la mère sont responsables d'environ 20 à 35 % de la variabilité du poids de naissance (GARDOSI, MONGELLI et al, 1995a). L'anthropométrie paternelle et d'autres facteurs tels que les conditions socio-économiques et culturelles, le tabagisme, l'hypertension maternelle et les malformations congénitales sont également liés au poids de naissance (MORRISON, WILLIAMS et al, 1991 ; WINDHAM, HOPKINS et al, 2000 ; ARNTZEN, SAMUELSEN et al, 2004 ; ARNTZEN et NYBO ANDERSEN, 2004 ; RAATIKAINEN, HEISKANEN et al, 2005 ; NIKKILA, KALLEN et al, 2007). La classification des bébés comme petits, adéquats ou grands pour l'âge gestationnel selon les courbes de population ignore ces facteurs et inclut inévitablement des bébés constitutionnellement petits ou grands dans les catégories PIG et GIG, respectivement, et ne détecte pas non plus les bébés qui n'ont pas atteint ou dépassé leur potentiel de croissance, mais dont le poids final se situe dans les limites normales de la courbe de population.

Le poids moyen des bébés de différentes ethnies diffère. Les bébés noirs pèsent moins que les bébés caucasiens à la naissance ; les bébés chinois naissent plus petits que les bébés américains et les bébés asiatiques sont plus petits que les bébés européens (JAMES, 1993 ; FULLER, 2000). En particulier, le poids de naissance montre une forte association avec la taille de la mère, et cette association est présente dans différents groupes ethniques (; WELLS et COLE, 2002).

Le poids associé à une mortalité périnatale plus élevée varie également entre les différentes populations, ce qui suggère l'existence d'un "poids idéal" à la naissance, mais qui peut différer d'une population à l'autre. C'est pourquoi on recherche constamment des courbes de croissance fœtale et des normes de poids néonatal qui peuvent être générées de manière plus fiable pour une population spécifique (GRAAFMANS, RICHARDUS et al, 2002).

Des courbes de croissance personnalisées ont été proposées dans le but de mieux définir la capacité d'un fœtus à atteindre son potentiel de croissance personnalisé. Parmi les méthodes initialement proposées, un modèle mathématique détermine le poids fœtal estimé à partir de deux échographies réalisées avant la 25ème semaine (DETER, ROSSAVIK et al, 1986). Cette méthode a été critiquée parce qu'elle suppose que la croissance fœtale avant cette période est normale, parce qu'elle nécessite plusieurs échographies et parce qu'elle n'apporte pas grand-chose aux courbes de croissance actuelles.

Récemment, des critères personnalisés ont été proposés par Gardosi et al. en utilisant des variables maternelles telles que la taille, le poids en début de grossesse, la parité et l'origine ethnique, ainsi que le sexe et l'âge gestationnel du fœtus. Les auteurs ont développé un *logiciel* qui calcule, au moyen de coefficients ajustés pour chacune des variables susmentionnées, ce qu'ils appellent le "poids idéal à terme". Les coefficients sont générés à partir d'analyses multivariées de grandes bases de données de poids de naissance bien documentées. Une courbe de croissance est ensuite calculée en utilisant la courbe logarithmique polynomiale décrite par Hadock et al. et dérivée de l'analyse transversale des poids fœtaux estimés en fonction des âges gestationnels (HADLOCK, HARRIST et al, 1991 ; GARDOSI, MONGELLI et al, 1995b).

Des études menées dans différents groupes ethniques ont déjà validé les critères Gardosi personnalisés et se sont avérées à plusieurs reprises supérieures aux courbes de population pour identifier les fœtus présentant des troubles de la croissance intra-utérine (MONGELLI, FIGUERAS et al, 2007 ; FIGUERAS, MELER et al, 2008b).

En raison de l'impact des troubles de la croissance intra-utérine sur le pronostic néonatal et, plus encore, sur le développement de maladies à l'âge adulte, l'identification correcte de ces personnes est un aspect fondamental de la promotion de la santé et de la prévention des maladies.

Cependant, avant que des critères personnalisés puissent être incorporés dans la pratique médicale dans différentes sociétés, ils doivent être validés par des études de population, ce qui n'a pas encore été fait au Brésil.

Dans notre pays aux dimensions continentales, des études régionalisées peuvent même s'avérer nécessaires pour mieux caractériser les différences entre des zones géographiquement éloignées et soumises à des influences ethniques différentes.

Partie 3 - *Programmation* fœtale *de l'*hypertension artérielle

Une association entre un faible poids de naissance et l'hypertension à l'âge adulte a déjà été démontrée dans de nombreuses études cliniques et expérimentales (BARKER, 1996 ; LANGLEY-EVANS et JACKSON, 1996 ; LANGLEY-EVANS, SHERMAN et al, 1999 ; WOODS, 2000 ;

EDWARDS, COULTER *et al*, 2001 ; JENSEN, 2004 ; RASCH, SKRIVER et *al*, 2004 ; BARKER, BAGBY *et al*, 2006 ; GRIGORE, OJEDA *et al*, 2008 ; OJEDA, GRIGORE *et al, 2008*).

Les mécanismes et les voies physiopathologiques qui médient ce phénomène, bien qu'encore mal compris, sont probablement multiples et complexes. La plupart des recherches actuelles sur les origines intra-utérines de l'hypertension se sont concentrées sur les reins, le système neuroendocrinien et l'arbre vasculaire (NUYT, 2008).

Les reins

Les principaux mécanismes rénaux impliqués dans la *programmation* intra-utérine de l'hypertension sont une réduction du nombre de néphrons et des altérations du système rénine-angiotensine-aldostérone (DOTSCH, PLANK *et al*, 2009 ; BENZ et AMANN, 2010).

La néphrogénèse est un processus complexe qui nécessite la formation et la reformation des structures. L'apoptose joue un rôle clé dans ce processus (KOSEKI, HERZLINGER *et al*, 1992 ; WELHAM, WADE *et al*, 2002). Les adultes souffrant d'hypertension essentielle ont un nombre réduit de néphrons (KELLER, ZIMMER *et al*, 2003). Sur la base de ces observations et du fait que l'hypertension est plus répandue dans les communautés à faible statut socio-économique, Brenner *et al.* (BRENNER, GARCIA *et al*, 1988 ; MACKENZIE et BRENNER, 1995) ont proposé qu'un faible poids de naissance serait associé à un *déficit* congénital du nombre de néphrons, ce qui conduirait à une plus faible excrétion rénale de sodium et augmenterait par conséquent la susceptibilité à l'hypertension essentielle, en particulier en présence d'une charge excessive de cet ion.

Dans le scénario de la perte de néphrons, les glomérules restants présentent une hypertrophie compensatoire ou une glomérulomégalie et une hyperfiltration (MANALICH, REYES *et al*, 2000 ; HOY, DOUGLAS-DENTON *et al*, 2003). Cette adaptation repose cependant sur une hypertension intraglomérulaire qui altère le fonctionnement des glomérules et perpétue le cercle vicieux de la perte constante de néphrons (HOSTETTER, OLSON *et al*, 1981).

Des études histomorphométriques et épidémiologiques chez l'enfant confirment une relation entre un faible poids de naissance, un nombre plus faible de néphrons et une augmentation de la pression artérielle à l'âge adulte (HINCHLIFFE, LYNCH *et al*, 1992 ; MANALICH, REYES *et al*, 2000 ; ZHANG, BRENNER et al, 2001 ; LAW, SHIELL *et al*, 2002). Bien que ces études soient associatives et ne puissent prouver une relation de cause à effet, des études sur des modèles animaux ont confirmé une réduction du nombre de néphrons chez les animaux nés de mères ayant un régime pauvre en protéines, ou présentant une insuffisance placentaire induite par la ligature de l'artère utérine, et ont montré une concordance entre la diminution du nombre de néphrons et le développement d'une hypertension artérielle chez l'animal adulte (PLANK, OSTREICHER *et al*, 2006 ; WLODEK, WESTCOTT *et al*, 2008b).

Les mécanismes qui associent un environnement intra-utérin défavorable à une réduction du nombre de néphrons n'ont pas encore été entièrement élucidés. Outre la restriction protéique, les facteurs environnementaux qui interfèrent avec la néphrogénèse comprennent les carences en vitamine A, en zinc et en fer, l'hyperuricémie, la consommation d'alcool et certains médicaments, tels que les antibiotiques aminoglycosides (SCHREUDER et NAUTA, 2007 ; KOLEGANOVA, PIECHA et al, 2009).

Une augmentation du transport rénal de sodium dans un néphron hyperfiltrant ou une activation du système nerveux sympathique sont quelques-uns des mécanismes étiopathogéniques proposés pour expliquer l'association entre une réduction du nombre de néphrons et l'hypertension artérielle systémique (MANNING, BEUTLER et al, 2002 ; INGELFINGER, 2003).

L'influence du système rénine-angiotensine-aldostérone (RAA) sur la néphrogénèse ne fait aucun doute, depuis la régulation de la résistance capillaire jusqu'à la composition et au volume du liquide extracellulaire et, en particulier, la distribution du sodium (YOSIPIV et EL-DAHR, 1996 ; MCCAUSLAND, BERTRAM et al, 1997 ; GURON et FRIBERG, 2000). Cependant, la question de savoir si ce système joue un rôle causal ou associatif dans la *programmation* intra-utérine *de l*'hypertension artérielle est encore débattue.

Une augmentation de l'activité de la rénine plasmatique a été documentée dans le sang du cordon ombilical des fœtus présentant une restriction de la croissance intra-utérine (TANNIRANDORN, FISK et al, 1990 ; KINGDOM, HAYES et al, 1999). Cependant, la plupart des études suggèrent qu'en cas de restriction de la croissance intra-utérine, il y a une suppression du système rénine-angiotensine-aldostérone du fœtus, ce qui pourrait être un mécanisme causal pour le nombre réduit de néphrons (WOODS, 2000).

Des études ont montré que les systèmes RAA rénal et systémique sont impliqués dans la *programmation de* l'hypertension artérielle (ZIMMERMAN et DUNHAM, 1997). Dans les modèles animaux de *programmation* fœtale due à la restriction protéique, le système RAA central est également régulé à la hausse (PLADYS, LAHAIE et al, 2004).

Système neuroendocrinien

Un lien entre la *programmation de l'*hypertension artérielle et l'exposition excessive aux glucocorticoïdes pendant la vie fœtale a déjà été documenté (O'REGAN, WELBERG et al, 2001 ; BERTRAM et HANSON, 2002). Chez le mouton, une brève exposition fœtale à des niveaux élevés de dexaméthasone a produit des animaux de poids normal mais hypertendus à l'âge de 3-4 mois (DODIC, TANGALAKIS et al, 1998), ainsi que des niveaux élevés de glucose dans le plasma maternel, ce qui est important car l'hyperglycémie interfère avec la néphrogénèse (LANGLEY-EVANS, SHERMAN et al, 1999 ; GLASSBERG, 2002).

Chez l'homme, des taux élevés de cortisol ont été documentés en association avec une croissance intra-utérine restreinte (ECONOMIDES, NICOLAIDES et al, 1991). Chez les adultes, les niveaux de cortisol plasmatique sont inversement proportionnels au poids de naissance

(PHILLIPS, BARKER et al, 1998), ce qui peut à son tour contribuer directement à l'hypertension (SARUTA, 1996).

Des expériences sur des modèles animaux montrent également qu'il existe une différence entre les sexes dans les réponses physiopathologiques à un environnement intra-utérin défavorable. Les hormones sexuelles, sous la modulation du système RAA, sont des mécanismes proposés pour expliquer ces différences. Dans les modèles animaux de restriction nutritionnelle globale légère à modérée, l'augmentation de la pression artérielle est plus exacerbée chez les descendants mâles (; LUYCKX et BRENNER, 2005 ; ZANDI-NEJAD, LUYCKX et al, 2006). Seule une restriction protéique sévère chez les mères produit des effets similaires chez les deux sexes de la progéniture (WOODS, INGELFINGER et al, 2005). Une alimentation calorique excessive entraîne un dysfonctionnement endothélial chez les deux sexes, mais de l'hypertension uniquement chez les femmes (KHAN, TAYLOR et al, 2003).

Les modèles animaux d'hypoxie ont également produit un dysfonctionnement vasculaire uniquement chez la progéniture mâle (WILLIAMS, HEMMINGS et al, 2005), tandis que l'insuffisance placentaire produit des effets chez les deux sexes, mais ces effets ne sont durables que chez les mâles après la puberté (ALEXANDER, 2003 ; OJEDA, GRIGORE et al, 2007a ; OJEDA, GRIGORE et al, 2007b). Chez ces animaux, la castration après 10 semaines a normalisé la pression artérielle chez les mâles, tandis que l'ovariectomie a induit une hypertension chez les femelles.

Ainsi, les hormones sexuelles semblent jouer des rôles différents dans la *programmation de l'hypertension* chez les animaux, la testostérone contribuant, peut-être via le système RAA, à l'augmentation de la pression artérielle chez les descendants d'animaux soumis à une restriction protéique intra-utérine, et l'œstradiol jouant un rôle protecteur contre la pression artérielle chez les femelles adultes de ces mêmes descendants.

Certaines études humaines suggèrent que la relation entre le poids de naissance et les maladies cardiovasculaires peut être liée à des différences entre les sexes au cours des premiers stades de la croissance, ce qui se reflète dans la vitesse de croissance des garçons et des filles à des niveaux similaires de nutrition maternelle (TAYLOR, WHINCUP et al, 1997 ; FORSEN, ERIKSSON et al, 1999).

L'implication neuroendocrine dans la *programmation* de l'hypertension artérielle est donc évidente, et l'axe hypothalamo-hypophyso-surrénalien peut être impliqué à la fois comme cible des influences environnementales ou comme médiateur de la relation entre les événements précoces et l'hypertension à l'âge adulte (MEANEY, SZYF et al, 2007).

Système cardiovasculaire

Parmi les principaux changements du système cardiovasculaire associés à la *programmation* fœtale de l'hypertension figurent les altérations de la structure et de la fonction des gros vaisseaux, la raréfaction microvasculaire et le dysfonctionnement endothélial.

Changements structurels

Les propriétés élastiques des vaisseaux sont définies par la quantité d'élastine dans la matrice extracellulaire. La matrice extracellulaire est un tissu complexe et hétérogène composé de collagène, d'élastine, de glycoprotéines et de protéoglycanes. En plus de favoriser l'intégrité mécanique de la paroi des vaisseaux, ces constituants possèdent une gamme de ligands insolubles qui induisent la signalisation cellulaire pour contrôler la prolifération, la migration, la différenciation et la survie. Non seulement la quantité de matrice extracellulaire synthétisée, mais aussi la qualité du matériel qui la compose sont des facteurs déterminants dans les changements de la rigidité vasculaire et de l'hypertension artérielle (BRIONES, ARRIBAS et al, 2010).

Le dépôt d'élastine est maximal à la fin de la grossesse et diminue peu après la naissance, et sa durée de vie moyenne est très longue, de l'ordre de 40 ans, avec une évolution extrêmement lente. Pour ces raisons, un mécanisme proposé pour expliquer la rigidité artérielle chez ces individus serait un déficit de synthèse de l'élastine dans l'aorte et les autres grosses artères (MARTYN et GREENWALD, 1997). Cette hypothèse a été récemment corroborée par Burkhardt et al. qui ont mis en évidence un contenu en élastine plus faible dans les artères des bébés petits pour l'âge gestationnel (BURKHARDT, MATTER et al, 2009).

Chez les personnes âgées, la dégénérescence et la sclérose de la couche moyenne des grandes artères est un phénomène bien connu (SAWABE, 2010), qui entraîne une hypertension artérielle systémique et une hypertrophie ventriculaire. Ce phénomène résulte de la dégénérescence et de l'apoptose des cellules musculaires lisses de la chambre moyenne interne de l'aorte, ce qui entraîne la dégradation de l'élastine et l'accumulation de collagène.

Des modèles animaux corroborent également cette hypothèse (ANGOURAS, SOKOLIS et al, 2000). Dans un modèle porcin, Angouras et al ont démontré qu'une altération de l'apport sanguin à l'aorte thoracique entraîne une morphologie anormale des fibres élastiques et collagènes de la couche médiane, ce qui se traduit par une augmentation de la rigidité de l'aorte en réponse à un certain nombre de contraintes (BERRY et LOOKER, 1973 ; KHORRAM, MOMENI et al, 2007).

Il existe également des preuves que la rigidité artérielle a une origine génétique complexe ; cependant, la nature des gènes et leur interaction avec l'environnement dans le développement de ce phénomène sont encore inconnues. Il existe plusieurs gènes candidats et nombre d'entre eux peuvent modifier la structure et la fonction de la paroi artérielle, étant impliqués à la fois dans les voies de signalisation et de contrôle de la matrice extracellulaire et dans le système rénine-angiotensine-aldostérone, le système adrénergique et d'autres systèmes vasoactifs (MIZUTANI, SUGIMOTO et al, 2002 ; CLEMITSON, DIXON et al, 2007 ; GRASSI, 2009). L'identification de ces gènes est importante car elle peut suggérer de nouveaux biomarqueurs ainsi que des cibles pour réduire la rigidité artérielle (YASMIN et O'SHAUGHNESSY, 2008).

Une rigidité accrue des parois des artères, artérioles et capillaires est associée à l'hypertension et à l'athérosclérose chez les adultes (MEAUME, RUDNICHI et al, 2001). Grâce à l'échocardiographie Doppler de la vitesse de l'onde de pouls (VOP), la rigidité artérielle a été documentée chez les adolescents et les jeunes adultes ayant un faible poids à la naissance (LURBE, TORRO et al, 2003 ; OREN, VOS et al, 2003), et chez les nouveau-nés prématurés (TAUZIN, ROSSI et al, 2006). Chez les nouveau-nés petits pour l'âge gestationnel, une augmentation de la pression pulsée et une diminution du diamètre de la paroi aortique ont été documentées (LEY, STALE et al, 1997). Skilton et al. ont observé un épaississement de l'intima-média, marqueur d'athérosclérose, dans les aortes abdominales des nouveau-nés de petite taille, suggérant que ces altérations sont présentes dès la vie intra-utérine, corroborant une fois de plus l'hypothèse d'une *programmation* intra-utérine de *l'*hypertension artérielle (SKILTON, EVANS et al, 2005).

Raréfaction microvasculaire

Un aspect important du développement de l'hypertension chez l'homme est la réduction de la densité des artérioles et des vaisseaux capillaires, ou raréfaction microvasculaire (HE, MARCINIAK et al, 2010 ; GOLIGORSKY, 2010). La microvasculature est formée par un équilibre permanent entre l'angiogenèse *de novo* et la régression microvasculaire. L'altération de l'angiogenèse, associée à une diminution régionale du flux, contribue à la raréfaction microvasculaire (HUMAR, ZIMMERLI et al, 2009). La raréfaction microvasculaire est considérée comme une conséquence plutôt qu'une cause de l'hypertension artérielle (LE NOBLE, STASSEN et al, 1998).

Des études sur des modèles animaux de restriction alimentaire ont montré une réduction de la densité capillaire musculaire et une diminution des branches des artères mésentériques chez les fœtus (PLADYS, SENNLAUB et al, 2005 ; KHORRAM, KHORRAM et al, 2007).

Chez les patients hypertendus souffrant d'une maladie coronarienne, il y a un rétrécissement microvasculaire dans les artères coronaires qui entraîne une réduction du flux de réserve, rendant le myocarde plus vulnérable à l'ischémie (HOENIG, BIANCHI et al, 2008).

Chez l'homme, un faible poids de naissance a déjà été associé à une vascularisation rétinienne anormale chez les enfants et les adultes (HELLSTROM, HARD et al, 1998 ; KISTNER, JACOBSON et al, 2002 ; HELLSTROM, DAHLGREN et al, 2004).

Ces résultats suggèrent que la raréfaction microvasculaire est un phénomène précoce et primaire dans le développement du *programme d'*hypertension.

Des rapports démontrant une raréfaction microvasculaire à des stades précoces ou même avant le développement de l'hypertension corroborent cette hypothèse (NOON, WALKER et al, 1997 ; ANTONIOS, SINGER et al, 1999 ; ANTONIOS, RATTRAY et al, 2003).

Dysfonctionnement endothélial

Le rôle de l'endothélium dans la physiologie cardiovasculaire est crucial. Dans des conditions normales, il produit des substances dilatatrices telles que l'oxyde nitrique, le principal facteur de relaxation dérivé de l'endothélium. Cependant, dans des situations pathologiques, telles que l'hypertension artérielle, l'endothélium devient un organe agresseur et devient une source de facteurs contractiles dérivés de l'endothélium, tels que l'endothéline, l'angiotensine II, les prostanoïdes dérivés de la cyclo-oxygénase et les anions superoxydes. Les mécanismes précis par lesquels l'endothélium passe du statut d'organe protecteur à celui d'agresseur ne sont pas encore totalement compris (VERSARI, DAGHINI et al, 2009).

Le dysfonctionnement endothélial joue un rôle central dans la genèse de l'hypertension artérielle en diminuant la production et la fonction de l'oxyde nitrique et d'autres facteurs vasoprotecteurs, et/ou par la production exagérée de vasoconstricteurs pro-inflammatoires, ce qui provoque une augmentation du tonus vasculaire qui contribue à l'hypertension, au remodelage cardiaque et vasculaire et, finalement, à des lésions rénales, micro et macrovasculaires (WONG, WONG et al, 2010).

Un lien entre le faible poids de naissance et l'altération de la vasodilatation dépendante et indépendante de l'endothélium, ainsi que la diminution de la vasodilatation médiée par le flux, a déjà été démontré chez les nouveau-nés, nourrissons, enfants, adolescents et jeunes adultes (LEESON, KATTENHORN et al, 2001) (MARTIN, GAZELIUS et al, 2000) (GOH, SHORE et al, 2001) (MARTIN, HU et al, 2000) (FRANCO, CHRISTOFALO et al, 2006). D'autres marqueurs de la dysfonction endothéliale, tels que les niveaux sériques d'oxyde nitrique et d'acide urique, ont également été associés à un faible poids de naissance (HRACSKO, HERMESZ et al, 2009) (LAUGHON, CATOV et al, 2009).

Les mécanismes proposés pour expliquer ces résultats comprennent une réduction de l'expression et de l'activité des synthases de l'oxyde nitrique, une augmentation de la production d'anion superoxyde et une réduction de la disponibilité ou du métabolisme de la L-arginine (FRANCO, ARRUDA et al, 2002 ; GIL, LUCAS et al, 2005 ; LIGI, GRANDVUILLEMIN et al, 2010).

De nombreuses études humaines et expérimentales ont donc démontré l'existence d'un lien entre le faible poids de naissance et l'altération de la vasodilatation dépendante de l'endothélium. Les études animales sur le retard de croissance intra-utérin résultant de la malnutrition maternelle corroborent l'altération de la vasodilatation médiée par l'endothélium dans la *programmation* fœtale de l'hypertension artérielle (HOLEMANS, GERBER et al, 1999 ; LAMIREAU, NUYT et al, 2002 ; BRAWLEY, POSTON et al, 2003).

La production de facteurs de contraction dérivés de la cyclooxygénase est cependant caractéristique du processus de vieillissement, et l'hypertension artérielle essentielle ne semble qu'anticiper le phénomène (VERSARI, DAGHINI et al, 2009).

CONSIDÉRATIONS FINALES

Les maladies chroniques non transmissibles chez les adultes constituent le plus grand problème de santé publique dans toutes les sociétés humaines aujourd'hui. Parmi elles, les maladies cardiovasculaires sont celles qui font le plus de victimes ou entraînent des incapacités précoces.

La prévention cardiovasculaire, basée sur la modification des facteurs de risque de la maladie à l'âge adulte, a débuté au milieu du siècle dernier. Cette approche tardive s'est révélée inefficace, car elle n'est que palliative et, bien qu'elle contribue à prolonger la vie des gens, elle ne contribue guère à rétablir la santé.

L'hypothèse d'une origine commune et précoce des maladies cardiovasculaires et métaboliques et des cancers est avancée depuis de nombreuses années, mais n'a été reconnue que récemment.

Cette origine semble se situer dans la vie intra-utérine, le moment et le lieu où nous sommes *"programmés pour la santé ou la maladie"*, par une interaction entre la charge génétique parentérale et les conditions environnementales qui définissent l'expression ou non de nos tendances et de notre potentiel.

Ce n'est que depuis le décodage du code génétique qu'il est clair que d'autres phénomènes, qui ne dépendent pas de l'ADN, jouent un rôle fondamental dans la définition de l'expression des gènes. Ces processus sont regroupés sous le terme d'épigénétique et agissent tout au long de la vie des individus, mais dans des périodes ou "fenêtres" de plus grande vulnérabilité. La principale d'entre elles est la vie intra-utérine.

La complexité de la *programmation* intra-utérine des maladies de la vie adulte dépasse notre capacité de compréhension actuelle.

Du message génétique à la synthèse des protéines et aux actions métaboliques des protéines, en passant par un système de transcription complexe, une myriade de processus épigénétiques ont lieu, tels que la méthylation, l'acétylation et l'ubiquitinisation, ainsi que d'autres qui sont peut-être encore inconnus ou au-delà de notre capacité actuelle à les comprendre.

La recherche de cette compréhension est justifiée car elle repose sur un désir indéniable d'améliorer la qualité de vie des individus.

Les implications de l'épigénétique touchent tous les domaines de la santé physique et mentale de l'homme et, qui plus est, elles brisent le paradigme de l'immuabilité génétique en nous montrant qu'à partir d'un même code, des transcriptions différentes peuvent se produire, conduisant à des protéomes différents et, par conséquent, à des activités métaboliques diverses.

Son impact sur la médecine peut être comparé à celui de la théorie de la relativité en physique. Désormais, il n'est plus possible de concevoir la médecine comme avant.

Le potentiel de la manipulation épigénétique pourrait entraîner des progrès considérables dans la prévention, le diagnostic et le traitement des maladies. Cette possibilité dépasse les barrières médicales et se mêle à la bioéthique, à la philosophie et à la foi, ce qui est à la fois stimulant et effrayant.

Au cours de ce siècle, de nouvelles technologies telles que la pharmacogénomique ou la nutrigénomique feront probablement partie de notre vie quotidienne, et la médecine sera personnalisée en fonction des besoins de chaque personne.

À ce jour, les voies qui transforment l'utérus d'un organe protecteur en un environnement défavorable n'ont pas été clairement identifiées, et aucun test diagnostique efficace n'a été mis au point pour dépister les patientes à risque à un stade précoce.

À mesure que l'étude de l'épigénétique progresse et que ses mécanismes commencent à être révélés, il est probable que nous serons en mesure de détecter les fœtus à risque et de procéder à des ajustements nutritionnels et à des thérapies adjuvantes pour favoriser la croissance du fœtus et les surveiller tout au long de la grossesse afin d'éviter le stress intra-utérin.

Idéalement, les stratégies visant à promouvoir des modes de vie sains devraient se poursuivre tout au long de la vie des individus. Si cet objectif est atteint, notre société pourra changer de cap et lutter plus efficacement contre le plus grand problème de santé publique actuel : les maladies chroniques non transmissibles chez les adultes

Qui sait, peut-être qu'une fois passée cette période hautement technologique, avec l'éclosion de la nutrigénomique et de la pharmacogénomique et d'autant d'autres omiques à venir, nous serons prêts à passer à un plus grand défi, déjà prédit et annoncé par les sages et les prophètes depuis l'Antiquité, l'auto-ajustement entre l'esprit et le corps, conduisant à un contrôle mental de notre physiologie.

Après tout, notre code semble contenir tout le potentiel de notre espèce. Nous appartiendra-t-il un jour de décider ce qui sera transcrit, exprimé et fonctionnalisé ?

Mens sana in corpore sano.

Juvénal (poète romain, Ier et IIe siècles après J.-C.), dans Sàtira X

RÉFÉRENCES

Références

ALEXANDER, B. T. Placental insufficiency leads to development of hypertension in growth-restricted offspring. *Hypertension*, v. 41, n. 3, p. 457-462, mars 2003.

ALEXANDER, G. R. et al A United States national reference for fetal growth. *Obstet.Gynecol.*, v. 87, n. 2, p. 163-168, Feb 1996.

ALWASEL, S. H.;ASHTON, N. Prenatal programming of renal sodium handling in the rat. *Clin.Sci.(Lond)*, v. 117, n. 2, p. 75-84, Jul 2009.

AMERICAN ACADEMY OF PEDIATRICS Académie américaine de pédiatrie. Comité du fœtus et du nouveau-né. Nomenclature pour la durée de la gestation, le poids de naissance et la croissance intra-utérine. *Pediatrics*, v. 39, n. 6, p. 935-939, juin 1967.

ANANTH, C. V.;VINTZILEOS, A. M. Distinguishing pathological from constitutional small for gestational age births in population-based studies. *Early Hum.Dev.*, v. 85, n. 10, p. 653-658, Oct 2009.

ANGOURAS, D. et al Effect of impaired vasa vasorum flow on the structure and mechanics of the thoracic aorta : implications for the pathogenesis of aortic dissection. *Eur.J.Cardiothorac.Surg.*, v. 17, n. 4, p. 468-473, Apr 2000.

ANTONIOS, T. F. et al Rarefaction of skin capillaries in normotensive offspring of individuals with essential hypertension. *Heart*, v. 89, n. 2, p. 175-178, Feb 2003.

ANTONIOS, T. F. et al Rarefaction of skin capillaries in borderline essential hypertension suggests an early structural abnormality. *Hypertension*, v. 34, n. 4 Pt 1, p. 655-658, Oct 1999.

ARNTZEN, A.;NYBO ANDERSEN, A. M. Social determinants for infant mortality in the Nordic countries, 1980-2001. *Scand.J.Public Health*, v. 32, n. 5, p. 381-389, 2004.

ARNTZEN, A. et al Socioeconomic status and risk of infant death. A population-based study of trends in Norway, 1967-1998. *Int.J.Epidemiol*, v. 33, n. 2, p. 279-288, avril 2004.

BARKER, D. J. The foetal and infant origins of adult disease. *BMJ*, v. 301, n. 6761, p. 1111-Nov 1990.

BARKER, D. J. Deprivation in infancy and risk of ischaemic heart disease. *Lancet*, v. 337, n. 8747, p. 981-avr. 1991.

BARKER, D. J. The effect of nutrition of the foetus and neonate on cardiovascular disease in adult life. *Proc.Nutr.Soc.*, v. 51, n. 2, p. 135-144, août 1992a.

BARKER, D. J. The foetal origins of adult hypertension. *J.Hypertens.Suppl*, v. 10, n. 7, p. S39-S44, Dec 1992b.

BARKER, D. J. Fetal origins of coronary heart disease. *Br.Heart J.*, v. 69, n. 3, p. 195196, Mar 1993a.

BARKER, D. J. The intrauterine origins of cardiovascular disease. *Acta Paediatr.Suppl*, v. 82 Suppl 391, n. 93-99, Sep 1993b.

BARKER, D. J. Programmation intra-utérine des maladies de l'adulte. *Mol.Med.Today*, v. 1, n. 9, p. 418-423, Dec 1995.

BARKER, D. J. The foetal origins of hypertension. *J.Hypertens.Suppl*, v. 14, n. 5, p. S117-S120, Dec 1996.

BARKER, D. J. Programmation intra-utérine des maladies coronariennes et des accidents vasculaires cérébraux. *Acta Paediatr.Suppl*, v. 423, n. 178-182, Nov 1997.

BARKER, D. J. Les origines de la théorie des origines du développement. *J.Intern.Med.*, v. 261, n. 5, p. 412-417, mai 2007.

BARKER, D. J. et al Mechanisms of disease : in utero programming in the pathogenesis of hypertension. *Nat.Clin.Pract.Nephrol*, v. 2, n. 12, p. 700-707, Dec 2006.

BARKER, D. J. et al Fetal and placental size and risk of hypertension in adult life. *BMJ*, v. 301, n. 6746, p. 259-262, août 1990.

BARKER, D. J.;OSMOND, C. Low birth weight and hypertension. *BMJ*, v. 297, n. 6641, p. 134-135, juillet 1988.

BARKER, D. J. et al Growth in utero, blood pressure in childhood and adult life, and mortality from cardiovascular disease. *BMJ*, v. 298, n. 6673, p. 564-567, Mar 1989a.

BARKER, D. J. et al The intrauterine and early postnatal origins of cardiovascular disease and chronic bronchitis. *J.Epidemiol.Community Health*, v. 43, n. 3, p. 237-240, Sep 1989b.

BARKER, D. J. et al Weight in infancy and death from ischaemic heart disease. *Lancet*, v. 2, n. 8663, p. 577-580, Sep 1989.

BATESON, P. Fetal experience and good adult design. *Int.J.Epidemiol*, v. 30, n. 5, p. 928-934, Oct 2001.

BATTERSHILL, J. et al Critical issues for the safety assessment of novel foods when no conventional counterpart exists : discussion meeting, Department of Health, London, UK, 12 February 1998. *Food Addit.Contam*, v. 16, n. 1, p. 37-45, Jan 1999.

BENZ, K.;AMANN, K. Maternal nutrition, low nephron number and arterial hypertension in later life. *Biochim.Biophys.Acta*, mars 2010.

BERNSTEIN I, G. SG. Le retard de croissance intra-utérin. In : . Obstetrics : normal and problem pregnancies, v. 3d ed, n. 863-886, 1996.

BERNSTEIN, I. M. et al Case for hybrid "fetal growth curves" : a population-based estimation of normal fetal size across gestational age. J.Matern.Fetal Med., v. 5, n. 3, p. 124-127, mai 1996.

BERRY, C. L.;LOOKER, T. An alteration in the chemical structure of the aortic wall induced by a finite period of growth inhibition. J.Anat., v. 114, n. Pt 1, p. 83-94, Jan 1973.

BERTRAM, C. E.;HANSON, M. A. Prenatal programming of postnatal endocrine responses by glucocorticoids. Reproduction, v. 124, n. 4, p. 459-467, Oct 2002.

BRAWLEY, L. et al Mechanisms underlying the programming of small artery dysfunction : review of the model using low protein diet in pregnancy in the rat. Arch.Physiol Biochem., v. 111, n. 1, p. 23-35, Feb 2003.

BRENNER, B. M. et al Glomeruli and blood pressure. Less of one, more the other ? Am.J.Hypertens, v. 1, n. 4 Pt 1, p. 335-347, Oct 1988.

BRENNER, W. E. et al A standard of fetal growth for the United States of America. Am.J.Obstet.Gynecol., v. 126, n. 5, p. 555-564, Nov 1976.

BRIANA, D. D.;MALAMITSI-PUCHNER, A. Le rôle des adipocytokines dans la croissance fœtale. Ann.N.Y.Acad.Sci., v. 1205, n. 82-87, Sep 2010.

BRIONES, A. M. et al Role of extracellular matrix in vascular remodelling of hypertension. Curr.Opin.Nephrol.Hypertens, v. 19, n. 2, p. 187-194, mars 2010.

BROUGH, L. et al Effect of multiple-micronutrient supplementation on maternal nutrient status, infant birth weight and gestational age at birth in a low-income, multi-ethnic population. Br.J.Nutr., v. 104, n. 3, p. 437-445, août 2010.

BURDGE, G. C.;LILLYCROP, K. A. Nutrition, epigenetics, and developmental plasticity : implications for understanding human disease. Annu.Rev.Nutr., v. 30, n. 315-339, août 2010.

BURKHARDT, T. et al Decreased umbilical artery compliance and igf-I plasma levels in infants with intrauterine growth restriction - implications for fetal programming of hypertension. Placenta, v. 30, n. 2, p. 136-141, Feb 2009.

BYRNE, C. D. et al Control of Hep G2-cell triacylglycerol and apolipoprotein B synthesis and secretion by polyunsaturated non-esterified fatty acids and insulin. Biochem.J., v. 288 (Pt 1), n. 101-107, Nov 1992.

CARLO, W. A. et al High Mortality Rates for Very Low Birth Weight Infants in Developing Countries Despite Training. Paediatrics, octobre 2010.

CHALI, D. et al A case-control study on determinants of rickets. Ethiop.Med.J., v. 36, n. 4, p. 227-234, Oct 1998.

CHALLIER, J. C. et al L'obésité pendant la grossesse stimule l'accumulation de macrophages et l'inflammation dans le placenta. Placenta, v. 29, n. 3, p. 274-281, mars 2008.

CHMURZYNSKA, A. Programmation fœtale : lien entre la nutrition précoce, la méthylation de l'ADN et les maladies complexes. *Nutr.Rev.*, v. 68, n. 2, p. 87-98, février 2010.

CIANFARANI, S. *et al* Low birthweight and adult insulin resistance : the "catch-up growth" hypothesis. *Arch.Dis.Child Fetal Neonatal Ed*, v. 81, n. 1, p. F71-F73, Jul 1999.

CLEMITSON, J. R. *et al* Genetic dissection of a blood pressure quantitative trait locus on rat chromosome 1 and gene expression analysis identifies SPON1 as a novel candidate hypertension gene. *Circ.Res.*, v. 100, n. 7, p. 992-999, avril 2007.

CREWS, D.;MCLACHLAN, J. A. Epigénétique, évolution, perturbation endocrinienne, santé et maladie. *Endocrinology*, v. 147, n. 6 Suppl, p. S4-10, juin 2006.

DAS, U. G.;SYSYN, G. D. Croissance fœtale anormale : retard de croissance intra-utérin, petit pour l'âge gestationnel, grand pour l'âge gestationnel. *Pediatr.Clin.North Am*, v. 51, n. 3, p. 639-54, viii, juin 2004.

DETER, R. L. *et al* Mathematic modelling of fetal growth : development of individual growth curve standards. *Obstet.Gynecol.*, v. 68, n. 2, p. 156-161, août 1986.

DODIC, M. *et al* Fluid abnormalities occur in the chronically cannulated mid-gestation but not late gestation ovine foetus. *Pediatr.Res.*, v. 44, n. 6, p. 894-899, Dec 1998.

DOTSCH, J. Renal and extrarenal mechanisms of perinatal programming after intrauterine growth restriction. *Hypertens.Res.*, v. 32, n. 4, p. 238-241, avril 2009.

DOTSCH, J. *et al* The implications of fetal programming of glomerular number and renal function. *J.Mol.Med.*, v. 87, n. 9, p. 841-848, Sep 2009.

ECONOMIDES, D. L. *et al* Metabolic and endocrine findings in appropriate and small for gestational age foetuses. *J.Perinat.Med.*, v. 19, n. 1-2, p. 97-105, 1991.

EDWARDS, C. R. *et al* Dysfonctionnement de la barrière placentaire aux glucocorticoïdes : lien entre l'environnement fœtal et l'hypertension adulte ? *Lancet*, v. 341, n. 8841, p. 355-357, Feb 1993.

EDWARDS, L. J. *et al* Prenatal undernutrition, glucocorticoids and the programming of adult hypertension. *Clin.Exp.Pharmacol.Physiol*, v. 28, n. 11, p. 938-941, Nov 2001.

EGO, A. *et al* Customized versus population-based birth weight standards for identifying growth restricted infants : a French multicenter study. *Am.J.Obstet.Gynecol.*, v. 194, n. 4, p. 1042-1049, avril 2006.

ERIKSSON, J. *et al* Fetal and childhood growth and hypertension in adult life. *Hypertension*, v. 36, n. 5, p. 790-794, Nov 2000.

FIGUERAS, F. *et al* Predictiveness of antenatal umbilical artery Doppler for adverse pregnancy outcome in small-for-gestational-age babies according to customised birthweight centiles :

population-based study. *BJOG*, v. 115, n. 5, p. 590-594, avril 2008.

FIGUERAS, F.;GARDOSI, J. Devrions-nous personnaliser les normes de croissance fœtale ? *Fetal Diagn Ther*, v. 25, n. 3, p. 297-303, 2009.

FIGUERAS, F. et al Customised birthweight standards for a Spanish population. *Eur.J.Obstet.Gynecol.Reprod.Biol.*, v. 136, n. 1, p. 20-24, Jan 2008.

FORSEN, T. et al Growth in utero and during childhood among women who develop coronary heart disease : longitudinal study. *BMJ*, v. 319, n. 7222, p. 1403-1407, Nov 1999.

FRANCO, M. C. et al Effects of low birth weight in 8- to 13-year-old children : implications in endothelial function and uric acid levels. *Hypertension*, v. 48, n. 1, p. 45-50, juillet 2006.

FRANCO, M. C. et al Intrauterine undernutrition : expression and activity of the endothelial nitric oxide synthase in male and female adult offspring. *Cardiovasc.Res.*, v. 56, n. 1, p. 145-153, Oct 2002.

FULLER, K. E. Low birth-weight infants : the continuing ethnic disparity and the interaction of biology and environment. *Ethn.Dis.*, v. 10, n. 3, p. 432-445, 2000.

GARDOSI, J. New definition of small for gestational age based on foetal growth potential. *Horm.Res.*, v. 65 Suppl 3, n. 15-18, 2006.

GARDOSI, J. Retard de croissance intra-utérin : nouvelles normes pour l'évaluation de l'issue défavorable. *Best.Pract.Res.Clin.Obstet.Gynaecol.*, v. 23, n. 6, p. 741-749, Dec 2009.

GARDOSI, J.;FRANCIS, A. A customised standard to assess fetal growth in a US population. *Am.J.Obstet.Gynecol.*, v. 201, n. 1, p. 25-27, Jul 2009.

GARDOSI, J. et al An adjustable foetal weight standard. *Ultrasound Obstet.Gynecol*, v. 6, n. 3, p. 168-174, Sep 1995.

GEORGIEFF, M. K. Nutrition and the developing brain : nutrient priorities and measurement. *Am.J.Clin.Nutr.*, v. 85, n. 2, p. 614S-620S, février 2007.

GIL, F. Z. et al Effects of intrauterine food restriction and long-term dietary supplementation with L-arginine on age-related changes in renal function and structure of rats. *Pediatr.Res.*, v. 57, n. 5 Pt 1, p. 724-731, mai 2005.

GLASSBERG, K. I. Normal and abnormal development of the kidney : a clinician's interpretation of current knowledge. *J.Urol.*, v. 167, n. 6, p. 2339-2350, Jun 2002.

GLUCKMAN, P. D.;HANSON, M. A. Developmental origins of disease paradigm : a mechanistic and evolutionary perspective. *Pediatr.Res.*, v. 56, n. 3, p. 311-317, Sep 2004a.

GLUCKMAN, P. D.;HANSON, M. A. Living with the past : evolution, development, and patterns of disease. *Science*, v. 305, n. 5691, p. 1733-1736, Sep 2004b.

GLUCKMAN, P. D. et al Early life events and their consequences for later disease : a life history and evolutionary perspective. Am.J.Hum.Biol., v. 19, n. 1, p. 1-19, Jan 2007.

GOH, K. L. et al Impaired microvascular vasodilatory function in 3-month-old infants of low birth weight. Diabetes Care, v. 24, n. 6, p. 1102-1107, Jun 2001.

GOLIGORSKY, M. S. Raréfaction microvasculaire : le déclin et la chute des vaisseaux sanguins. Organogenesis, v. 6, n. 1, p. 1-10, Jan 2010.

GRAAFMANS, W. C. et al Birth weight and perinatal mortality : a comparison of "optimal" birth weight in seven Western European countries. Epidemiology, v. 13, n. 5, p. 569-574, septembre 2002.

GRASSI, G. Phosducin - a candidate gene for stress-dependent hypertension. J.Clin.Invest, v. 119, n. 12, p. 3515-3518, Dec 2009.

GRIGORE, D. et al Sex differences in the fetal programming of hypertension. Gend.Med, v. 5 Suppl A, n. S121-S132, 2008.

GUARAN, R. L. et al Update of growth percentiles for infants born in an Australian population. Aust.N.Z.J.Obstet.Gynaecol., v. 34, n. 1, p. 39-50, Feb 1994.

GUILLOTEAU, P. et al Adverse effects of nutritional programming during prenatal and early postnatal life, some aspects of regulation and potential prevention and treatments. J.Physiol Pharmacol, v. 60 Suppl 3, n. 17-35, Oct 2009.

GURON, G.;FRIBERG, P. An intact renin-angiotensin system is a prerequisite for normal renal development. J.Hypertens, v. 18, n. 2, p. 123-137, février 2000.

HADLOCK, F. P. et al In utero analysis of foetal growth : a sonographic weight standard. Radiology, v. 181, n. 1, p. 129-133, Oct 1991.

HAIG, D. Conflits génétiques dans la grossesse humaine. Q.Rev.Biol., v. 68, n. 4, p. 495-532, déc. 1993.

HALES, C. N.;BARKER, D. J. The thrifty phenotype hypothesis. Br.Med.Bull., v. 60, n. 5-20, 2001.

HALES, C. N. et al Fetal and infant growth and impaired glucose tolerance at age 64. BMJ, v. 303, n. 6809, p. 1019-1022, Oct 1991.

HE, F. J. et al Effect of modest salt reduction on skin capillary rarefaction in white, black, and Asian individuals with mild hypertension. Hypertension, v. 56, n. 2, p. 253-259, août 2010.

HELLSTROM, A. et al Abnormal retinal vascular morphology in young adults following intrauterine growth restriction. Pediatrics, v. 113, n. 2, p. e77-e80, Feb 2004.

HELLSTROM, A. et al Abnormal retinal vascularisation in preterm children as a general vascular phenomenon. Lancet, v. 352, n. 9143, p. 1827-Dec 1998.

HERSHKOVITZ, R. *et al* Fetal cerebral blood flow redistribution in late gestation : identification of compromise in small fetuses with normal umbilical artery Doppler. *Ultrasound Obstet.Gynecol*, v. 15, n. 3, p. 209-212, Mar 2000.

HINCHLIFFE, S. A. *et al* The effect of intrauterine growth retardation on the development of renal nephrons. *Br.J.Obstet.Gynaecol.*, v. 99, n. 4, p. 296-301, Apr 1992.

HOENIG, M. R. *et al* The cardiac microvasculature in hypertension, cardiac hypertrophy and diastolic heart failure. *Curr.Vasc.Pharmacol*, v. 6, n. 4, p. 292300, Oct 2008.

HOFFMAN, M. L. *et al* Abnormal folate metabolism as a risk factor for first-trimester spontaneous abortion. *J.Reprod.Med.*, v. 53, n. 3, p. 207-212, Mar 2008.

HOLEMANS, K. *et al* La restriction alimentaire de la mère pendant la seconde moitié de la grossesse affecte la fonction vasculaire mais pas la tension artérielle de la progéniture femelle du rat. *Br.J.Nutr.*, v. 81, n. 1, p. 73-79, Jan 1999.

HOLMES, M. C. *et al* The mother or the fetus ? 11beta-hydroxysteroid dehydrogenase type 2 null mice provide evidence for direct fetal programming of behaviour by endogenous glucocorticoids. *J.Neurosci.*, v. 26, n. 14, p. 3840-3844, avril 2006.

HOSTETTER, T. H. *et al* Hyperfiltration in remnant nephrons : a potentially adverse response to renal ablation. *Am.J.Physiol*, v. 241, n. 1, p. F85-F93, Jul 1981.

HOY, W. E. *et al* A stereological study of glomerular number and volume : preliminary findings in a multiracial study of kidneys at autopsy. *Kidney Int.Suppl*, 83, p. S31-S37, Feb 2003.

HRACSKO, Z. *et al* Endothelial nitric oxide synthase is up-regulated in the umbilical cord in pregnancies complicated with intrauterine growth retardation. *In Vivo*, v. 23, n. 5, p. 727-732, Sep 2009.

HUMAR, R. *et al* Angiogenesis and hypertension : an update. *J.Hum.Hypertens*, v. 23, n. 12, p. 773-782, déc. 2009.

INGELFINGER, J. R. Is microanatomy destiny ? *N.Engl.J.Med.*, v. 348, n. 2, p. 99-100, Jan 2003.

IRAOLA, A. *et al* Prediction of adverse perinatal outcome at term in small-for- gestational age fetuses : comparison of growth velocity vs. customised assessment. *J.Perinat.Med.*, v. 36, n. 6, p. 531-535, 2008.

JABLONKA, E.;LAMB, M. J. Le concept changeant de l'épigénétique. *Ann.N.Y.Acad.Sci.*, v. 981, n. 82-96, Dec 2002.

JAMES, S. A. Différences raciales et ethniques dans la mortalité infantile et le faible poids à la naissance. A psychosocial critique. *Ann.Epidemiol*, v. 3, n. 2, p. 130-136, mars 1993.

JENSEN, B. L. Reduced nephron number, renal development and 'programming' of adult hypertension. *J.Hypertens*, v. 22, n. 11, p. 2065-2066, Nov 2004.

JOBE, A. H. "Miracle" extremely low birth weight neonates : examples of developmental plasticity. *Obstet.Gynecol.*, v. 116, n. 5, p. 1184-1190, Nov 2010.

JOFFE, B.;ZIMMET, P. The thrifty genotype in type 2 diabetes : an unfinished symphony moving to its finale ? *Endocrine*, v. 9, n. 2, p. 139-141, Oct 1998.

JOVANOVIC, J. et al The epigenetics of breast cancer. *Mol.Oncol*, v. 4, n. 3, p. 242254, Jun 2010.

KANAKA-GANTENBEIN, C. Les origines fœtales du diabète adulte. *Ann.N.Y.Acad.Sci.*, v. 1205, n. 99-105, Sep 2010.

KARADAG, A. et al Effect of maternal food restriction on fetal rat lung lipid differentiation programme. *Pediatr.Pulmonol.*, v. 44, n. 7, p. 635-644, Jul 2009.

KARAMESSINIS, P. M. et al Marked defects in the expression and glycosylation of alpha2-HS glycoprotein/fetuin-A in plasma from neonates with intrauterine growth restriction : proteomics screening and potential clinical implications. *Mol.Cell Proteomics*, v. 7, n. 3, p. 591-599, Mar 2008.

KELLER, G. et al Nephron number in patients with primary hypertension. *N.Engl.J.Med.*, v. 348, n. 2, p. 101-108, Jan 2003.

KELLY, T. L.;TRASLER, J. M. Reproductive epigenetics. *Clin.Genet.*, v. 65, n. 4, p. 247-260, avril 2004.

KHAN, I. Y. et al Gender-linked hypertension in offspring of lard-fed pregnant rats. *Hypertension*, v. 41, n. 1, p. 168-175, Jan 2003.

KHORRAM, O. et al Maternal undernutrition inhibits angiogenesis in the offspring : a potential mechanism of programmed hypertension. *Am.J.Physiol Regul.Integr.Comp Physiol*, v. 293, n. 2, p. R745-R753, août 2007.

KHORRAM, O. et al Nutrient restriction in utero induces remodelling of the vascular extracellular matrix in rat offspring. *Reprod.Sci.*, v. 14, n. 1, p. 73-80, Jan 2007.

KINGDOM, J. C. et al Intrauterine growth restriction is associated with persistent juxtamedullary expression of renin in the fetal kidney. *Kidney Int*, v. 55, n. 2, p. 424-429, Feb 1999.

KISTNER, A. et al Low gestational age associated with abnormal retinal vascularisation and increased blood pressure in adult women. *Pediatr.Res.*, v. 51, n. 6, p. 675-680, juin 2002.

KOLEGANOVA, N. et al Prenatal causes of kidney disease. *Blood Purif*, v. 27, n. 1, p. 48-52, 2009.

KOSEKI, C. et al Apoptosis in metanephric development. *J.Cell Biol.*, v. 119, n. 5, p. 1327-1333, Dec 1992.

KRAMER, M. S. Determinants of low birth weight : methodological assessment and meta-analysis. *Bull.World Health Organ*, v. 65, n. 5, p. 663-737, 1987.

LACKLAND, D. T. *et al* Low birth weight as a risk factor for hypertension. *J.Clin.Hypertens.(Greenwich.)*, v. 5, n. 2, p. 133-136, Mar 2003.

LAMIREAU, D. *et al* Altered vascular function in foetal programming of hypertension. *Stroke*, v. 33, n. 12, p. 2992-2998, Dec 2002.

LANDER, E. S. *et al* Initial sequencing and analysis of the human genome. *Nature*, v. 409, n. 6822, p. 860-921, Feb 2001.

LANGLEY-EVANS, S.;JACKSON, A. Programmation intra-utérine de l'hypertension : interactions nutriments-hormones. *Nutr.Rev.*, v. 54, n. 6, p. 163-169, juin 1996.

LANGLEY-EVANS, S. C. *et al* Intrauterine programming of hypertension : the role of the renin-angiotensin system. *Biochem.Soc.Trans.*, v. 27, n. 2, p. 88-93, Feb 1999.

LAUGHON, S. K. *et al* Les concentrations d'acide urique sont associées à la résistance à l'insuline et au poids de naissance chez les femmes enceintes normotendues. *Am.J.Obstet.Gynecol.*, v. 201, n. 6, p. 582-586, Dec 2009.

LAUNER, L. J. *et al* Relation between birth weight and blood pressure : longitudinal study of infants and children. *BMJ*, v. 307, n. 6917, p. 1451-1454, Dec 1993.

LAW, C. M. *et al* Fetal, infant, and childhood growth and adult blood pressure : a longitudinal study from birth to 22 years of age. *Circulation*, v. 105, n. 9, p. 1088-1092, mars 2002.

LAWES, C. M. *et al* Global burden of blood-pressure-related disease, 2001. *Lancet*, v. 371, n. 9623, p. 1513-1518, mai 2008.

LE NOBLE, F. A. *et al* Angiogenesis and hypertension. *J.Hypertens*, v. 16, n. 11, p. 1563-1572, nov 1998.

LEE, P. A. *et al* International Small for Gestational Age Advisory Board consensus development conference statement : management of short children born small for gestational age, April 24-October 1, 2001. *Pediatrics*, v. 111, n. 6 Pt 1, p. 1253-1261, Jun 2003.

LEE, T. M.;ZUCKER, I. Vole infant development is influenced perinatally by maternal photoperiodic history. *Am.J.Physiol*, v. 255, n. 5 Pt 2, p. R831-R838, Nov 1988.

LEESON, C. P. *et al* Impact of low birth weight and cardiovascular risk factors on endothelial function in early adult life. *Circulation*, v. 103, n. 9, p. 1264-1268, Mar 2001.

LEFFELAAR, E. R. *et al* Maternal early pregnancy vitamin D status in relation to foetal and neonatal growth : results of the multi-ethnic Amsterdam Born Children and their Development cohort. *Br.J.Nutr.*, v. 104, n. 1, p. 108-117, Jul 2010.

LEV-RAN, A. L'obésité humaine : une approche évolutive pour comprendre notre tour de taille. *Diabetes Metab Res.Rev.*, v. 17, n. 5, p. 347-362, septembre 2001.

LEWONTIN, R. La triple hélice. 69-105, 2000.

LEY, D. *et al* Aortic vessel wall characteristics and blood pressure in children with intrauterine growth retardation and abnormal foetal aortic blood flow. *Acta Paediatr.*, v. 86, n. 3, p. 299-305, mars 1997.

LIGI, I. *et al* Low birth weight infants and the developmental programming of hypertension : a focus on vascular factors. *Semin.Perinatol*, v. 34, n. 3, p. 188192, Jun 2010.

LING, C.;GROOP, L. L'épigénétique : un lien moléculaire entre les facteurs environnementaux et le diabète de type 2. *Diabetes*, v. 58, n. 12, p. 2718-2725, Dec 2009.

LUBCHENCO, L. O. Assessment of gestational age and development of birth. *Pediatr.Clin.North Am.*, v. 17, n. 1, p. 125-145, Feb 1970.

LUBCHENCO, L. O. *et al* INTRAUTERINE GROWTH AS ESTIMATED FROM LIVEBN BIRTH-WEIGHT DATA AT 24 TO 42 WEEKS OF GESTATION. *Pediatrics*, v. 32, n. 793-800, Nov 1963.

LUCAS, A. Programming by early nutrition : an experimental approach. *J.Nutr.*, v. 128, n. 2 Suppl, p. 401S-406S, Feb 1998.

LUO, Z. C. *et al* Tracing the origins of "foetal origins" of adult diseases : programming by oxidative stress ? *Med.Hypotheses*, v. 66, n. 1, p. 38-44, 2006.

LURBE, E. *et al* Birth weight impacts on wave reflections in children and adolescents. *Hypertension*, v. 41, n. 3 Pt 2, p. 646-650, Mar 2003.

LUYCKX, V. A.;BRENNER, B. M. Low birth weight, nephron number, and kidney disease. *Kidney Int.Suppl*, 97, p. S68-S77, août 2005.

MACKENZIE, H. S.;BRENNER, B. M. Fewer nephrons at birth : a missing link in the etiology of essential hypertension ? *Am.J.Kidney Dis.*, v. 26, n. 1, p. 91-98, juillet 1995.

MANALICH, R. *et al* Relationship between weight at birth and the number and size of renal glomeruli in humans : a histomorphometric study. *Kidney Int*, v. 58, n. 2, p. 770-773, août 2000.

MANNING, J. *et al* Upregulation of renal BSC1 and TSC in prenatally programmed hypertension. *Am.J.Physiol Renal Physiol*, v. 283, n. 1, p. F202-F206, Jul 2002.

MARCONDES, E. [L'utilisation des courbes de croissance dans les soins aux enfants]. *Rev.Hosp.Clin.Fac.Med.Sao Paulo*, v. 42, n. 5, p. 218-221, Sep 1987.

MARTIN, H. *et al* Impaired acetylcholine-induced vascular relaxation in low birth weight infants : implications for adult hypertension ? *Pediatr.Res.*, v. 47, n. 4 Pt 1, p. 457-462, Apr 2000a.

MARTIN, H. *et al* Impaired endothelial function and increased carotid stiffness in 9- year-old children with low birthweight. *Circulation*, v. 102, n. 22, p. 2739-2744, Nov 2000b.

MARTYN, C. N.;GREENWALD, S. E. Impaired synthesis of elastin in walls of aorta and large conduit arteries during early development as an initiating event in pathogenesis of systemic hypertension. *Lancet*, v. 350, n. 9082, p. 953-955, Sep 1997.

MCARDLE, H. J. et al Fetal programming : causes and consequences as revealed by studies of dietary manipulation in rats -- a review. *Placenta*, v. 27 Suppl A, n. S56-S60, avril 2006.

MCCANCE, D. R. et al Birth weight and non-insulin dependent diabetes : thrifty genotype, thrifty phenotype, or surviving small baby genotype ? *BMJ*, v. 308, n. 6934, p. 942-945, avril 1994.

MCCAUSLAND, J. E. et al Glomerular number and size following chronic angiotensin II blockade in the postnatal rat *Exp.Nephrol*, v. 5, n. 3, p. 201-209, May 1997.

MCCOWAN, L. M. et al Umbilical artery Doppler studies in small for gestational age babies reflect disease severity. *BJOG*, v. 107, n. 7, p. 916-925, juillet 2000.

MCMILLEN, I. C.;ROBINSON, J. S. Developmental origins of the metabolic syndrome : prediction, plasticity, and programming. *Physiol Rev.*, v. 85, n. 2, p. 571-633, avril 2005.

MEANEY, M. J. et al Epigenetic mechanisms of perinatal programming of hypothalamic-pituitary-adrenal function and health. *Trends Mol.Med.*, v. 13, n. 7, p. 269-277, Jul 2007.

MEAUME, S. et al Aortic pulse wave velocity as a marker of cardiovascular disease in subjects over 70 years old. *J. Hypertens*, v. 19, n. 5, p. 871-877, mai 2001.

MERLET-BENICHOU, C. Influence de l'environnement fœtal sur le développement du rein. *Int.J.Dev.Biol.*, v. 43, n. 5, p. 453-456, 1999.

MERLET-BENICHOU, C. et al Fetal nephron mass : its control and deficit. *Adv.Nephrol.Necker Hosp.*, v. 26, n. 19-45, 1997.

MIZUTANI, K. et al Kynureninase is a novel candidate gene for hypertension in spontaneously hypertensive rats. *Hypertens.Res.*, v. 25, n. 1, p. 135-140, Jan 2002.

MONGELLI, M. et al A customised birthweight centile calculator developed for an Australian population. *Aust.N.Z.J.Obstet.Gynaecol.*, v. 47, n. 2, p. 128-131, avril 2007.

MORRISON, J. et al The influence of paternal height and weight on birth-weight. *Aust.N.Z.J.Obstet.Gynaecol.*, v. 31, n. 2, p. 114-116, mai 1991.

MORRISON, J. L. et al Fetal growth restriction, catch-up growth and the early origins of insulin resistance and visceral obesity. *Paediatr.Nephrol*, v. 25, n. 4, p. 669677, avril 2010.

NEEL, J. V. Diabetes mellitus : a "thrifty" genotype rendered detrimental by "progress" ? *Am.J.Hum.Genet*, v. 14, n. 353-362, Dec 1962.

NIKKILA, A. et al Fetal growth and congenital malformations. *Ultrasound Obstet.Gynecol.* v. 29, n. 3, p. 289-295, mars 2007.

NOON, J. P. et al Impaired microvascular dilatation and capillary rarefaction in young adults with a predisposition to high blood pressure. *J.Clin.Invest*, v. 99, n. 8, p. 1873-1879, Apr 1997.

NUYT, A. M. Mechanisms underlying developmental programming of elevated blood pressure and vascular dysfunction : evidence from human studies and experimental animal models. *Clin.Sci.(Lond)*, v. 114, n. 1, p. 1-17, Jan 2008.

O'REGAN, D. *et al* Glucocorticoid programming of pituitary-adrenal function : mechanisms and physiological consequences. *Semin.Neonatol*, v. 6, n. 4, p. 319-329, août 2001.

OJEDA, N. B. *et al* Developmental programming of hypertension : insight from animal models of nutritional manipulation. *Hypertension*, v. 52, n. 1, p. 44-50, Jul 2008.

OJEDA, N. B. *et al* Estrogen protects against increased blood pressure in postpubertal female growth restricted offspring. *Hypertension*, v. 50, n. 4, p. 679-685, Oct 2007a.

OJEDA, N. B. *et al* Testosterone contributes to marked elevations in mean arterial pressure in adult male intrauterine growth restricted offspring. *Am.J.Physiol Regul.Integr.Comp Physiol*, v. 292, n. 2, p. R758-R763, Feb 2007b.

OLSEN, I. E. *et al* New intrauterine growth curves based on United States data. *Pediatrics*, v. 125, n. 2, p. e214-e224, Feb 2010.

OREN, A. *et al* Gestational age and birth weight in relation to aortic stiffness in healthy young adults : two separate mechanisms ? *Am.J.Hypertens*, v. 16, n. 1, p. 7679, Jan 2003.

ORNOY, A.;ERGAZ, Z. L'abus d'alcool chez les femmes enceintes : effets sur le fœtus et le nouveau-né, mode d'action et traitement maternel. *Int.J.Environ.Res.Public Health*, v. 7, n. 2, p. 364-379, Feb 2010.

OYAMA, K. *et al* Single umbilical artery ligation-induced fetal growth retardation : effect on postnatal adaptation. *Am.J.Physiol*, v. 263, n. 3 Pt 1, p. E575-E583, Sep 1992.

PHILLIPS, D. I. *et al* Elevated plasma cortisol concentrations : a link between low birth weight and the insulin resistance syndrome ? *J.Clin.Endocrinol.Metab*, v. 83, n. 3, p. 757-760, Mar 1998.

PLADYS, P. *et al* Role of brain and peripheral angiotensin II in hypertension and altered arterial baroreflex programmed during foetal life in rat. *Pediatr.Res.*, v. 55, n. 6, p. 1042-1049, Jun 2004.

PLADYS, P. *et al* Microvascular rarefaction and decreased angiogenesis in rats with fetal programming of hypertension associated with exposure to a low-protein diet in utero. *Am.J.Physiol Regul.Integr.Comp Physiol*, v. 289, n. 6, p. R1580- R1588, Dec 2005.

PLANK, C. *et al* Intrauterine growth retardation aggravates the course of acute mesangioproliferative glomerulonephritis in the rat, *Kidney Int*, v. 70, n. 11, p. 1974-1982, Dec 2006.

RAATIKAINEN, K. *et al* Marriage still protects pregnancy. *BJOG*, v. 112, n. 10, p. 1411-1416, Oct 2005.

RASCH, R. et al The role of the RAS in programming of adult hypertension. *Acta Physiol Scand*, v. 181, n. 4, p. 537-542, août 2004.

RAVELLI, A. C. et al Glucose tolerance in adults after prenatal exposure to famine. *Lancet*, v. 351, n. 9097, p. 173-177, Jan 1998.

REYNOLDS, R. M. La programmation médiée par les corticostéroïdes et la pathogenèse de l'obésité et du diabète. *J.Steroid Biochem.Mol.Biol.*, v. 122, n. 1-3, p. 3-9, Oct 2010.

ROBERTS, J. M. et al Uric acid is as important as proteinuria in identifying fetal risk in women with gestational hypertension. *Hypertension*, v. 46, n. 6, p. 1263-1269, Dec 2005.

RONDO, P. H. et al Maternal psychological stress and distress as predictors of low birth weight, prematurity and intrauterine growth retardation. *Eur.J.Clin.Nutr.*, v. 57, n. 2, p. 266-272, Feb 2003.

ROSEBOOM, T. J. et al Effects of prenatal exposure to the Dutch famine on adult disease in later life : an overview. *Mol.Cell Endocrinol*, v. 185, n. 1-2, p. 93-98, Dec 2001.

ROSENBERG, A. The IUGR newborn. *Semin.Perinatol*, v. 32, n. 3, p. 219-224, juin 2008.

SARUTA, T. Mécanisme de l'hypertension induite par les glucocorticoïdes. *Hypertens.Res.*, v. 19, n. 1, p. 1-8, mars 1996.

SAUGSTAD, L. F. De la génétique à l'épigénétique. *Nutr.Health*, v. 18, n. 3, p. 285-300, 2006.

SAWABE, M. Vieillissement vasculaire : du mécanisme moléculaire à la signification clinique. *Geriatr.Gerontol.Int.*, v. 10 Suppl 1, n. S213-S220, Jul 2010.

SCHREUDER, M. F.;NAUTA, J. Programmation prénatale du nombre de néphrons et de la pression artérielle. *Kidney Int.*, v. 72, n. 3, p. 265-268, août 2007.

SCHULZ, C. et al Vitamin A and beta-carotene supply of women with gemini or short birth intervals : a pilot study. *Eur.J.Nutr.*, v. 46, n. 1, p. 12-20, Feb 2007.

SCHWITZGEBEL, V. M. et al Modelling intrauterine growth retardation in rodents : Impact on pancreas development and glucose homeostasis. *Mol.Cell Endocrinol.*, v. 304, n. 1-2, p. 78-83, mai 2009.

SHEN, Q. et al A comparative proteomic study of nephrogenesis in intrauterine growth restriction. *Paediatr.Nephrol*, v. 25, n. 6, p. 1063-1072, Jun 2010.

SIBLEY, C. P. et al Review : Adaptation in placental nutrient supply to meet fetal growth demand : implications for programming. *Placenta*, v. 31 Suppl, n. S70- S74, Mar 2010.

SINGHAL, A.;LUCAS, A. Early origins of cardiovascular disease : is there a unifying hypothesis ? *Lancet*, v. 363, n. 9421, p. 1642-1645, mai 2004.

SKILTON, M. R. et al Aortic wall thickness in newborns with intrauterine growth restriction. *Lancet*, v. 365, n. 9469, p. 1484-1486, avril 2005.

STAESSEN, J. A. *et al* Essential hypertension. *Lancet*, v. 361, n. 9369, p. 1629-1641, mai 2003.

TANNIRANDORN, Y. *et al* Plasma renin activity in foetal disease. *J.Perinat.Med.*, v. 18, n. 3, p. 229-231, 1990.

TAUZIN, L. *et al* Characteristics of arterial stiffness in very low birth weight premature infants. *Pediatr.Res.*, v. 60, n. 5, p. 592-596, Nov 2006.

TAYLOR, S. J. *et al* Size at birth and blood pressure : cross sectional study in 8-11 year old children. *BMJ*, v. 314, n. 7079, p. 475-480, Feb 1997.

THOMAS, R.;KASKEL, F. J. It's not over till the last glomerulus forms. *Kidney Int.*, v. 76, n. 4, p. 361-363, août 2009.

THOMPSON, R. F. *et al* Experimental intrauterine growth restriction induces alterations in DNA methylation and gene expression in pancreatic islets of rats. *J.Biol.Chem.*, v. 285, n. 20, p. 15111-15118, mai 2010.

THORNBURG, K. L. *et al* Review : The placenta is a programming agent for cardiovascular disease. *Placenta*, v. 31 Suppl, n. S54-S59, Mar 2010.

TRICHE, E. W.;HOSSAIN, N. Environmental factors implicated in the causation of adverse pregnancy outcome. *Semin.Perinatol*, v. 31, n. 4, p. 240-242, août 2007.

TURUNEN, M. P. *et al* Epigenetics and atherosclerosis. *Biochim.Biophys.Acta*, v. 1790, n. 9, p. 886-891, Sep 2009.

VAN, D., V *et al* Epigenetics : a challenge for genetics, evolution, and development ? *Ann.N.Y.Acad.Sci.*, v. 981, n. 1-6, Dec 2002.

VARMUZA, S. L'épigénétique et la renaissance de l'hérésie. *Genome*, v. 46, n. 6, p. 963967, Dec 2003.

VARVARIGOU, A. A. Le retard de croissance intra-utérin comme facteur de risque potentiel pour l'apparition de maladies à l'âge adulte. *J.Pediatr.Endocrinol.Metab*, v. 23, n. 3, p. 215-224, Mar 2010.

VENTER, J. C. *et al* La séquence du génome humain. *Science*, v. 291, n. 5507, p. 1304-1351, Feb 2001.

VERKAUSKIENE, R. *et al* Birth weight and long-term metabolic outcomes : does the definition of smallness matter ? *Horm.Res.*, v. 70, n. 5, p. 309-315, 2008.

VERSARI, D. *et al* Endothelium-dependent contractions and endothelial dysfunction in human hypertension. *Br.J.Pharmacol.*, v. 157, n. 4, p. 527-536, Jun 2009.

VILLENEUVE, L. M.;NATARAJAN, R. Le rôle de l'épigénétique dans la pathologie des complications diabétiques. *Am.J.Physiol Renal Physiol*, v. 299, n. 1, p. F14-F25, Jul 2010.

WANG, J. et al Intrauterine growth restriction affects the proteomes of the small intestine, liver, and skeletal muscle in newborn pigs. J.Nutr., v. 138, n. 1, p. 6066, Jan 2008.

WANG, X. et al Temporal proteomic analysis reveals continuous impairment of intestinal development in neonatal piglets with intrauterine growth restriction. J.Proteome.Res., v. 9, n. 2, p. 924-935, Feb 2010.

WELHAM, S. J. et al Protein restriction in pregnancy is associated with increased apoptosis of mesenchymal cells at the start of rat metanephrogenesis. Kidney Int, v. 61, n. 4, p. 1231-1242, avril 2002.

WELLS, J. C.;COLE, T. J. Birth weight and environmental heat load : a between- population analysis. Am.J.Phys.Anthropol. v. 119, n. 3, p. 276-282, Nov 2002.

WEST-EBERHARD M.J. Developmental Plasticity and Evolution. 2003.

WILCOX, A. J. On the importance--and the unimportance--of birthweight. Int.J.Epidemiol, v. 30, n. 6, p. 1233-1241, déc. 2001.

WILLIAMS, D. R. et al Impaired glucose tolerance and height. BMJ, v. 303, n. 6810, p. 1134-Nov 1991.

WILLIAMS, R. L. et al Fetal growth and perinatal viability in California. Obstet.Gynecol., v. 59, n. 5, p. 624-632, mai 1982.

WILLIAMS, S. J. et al Effects of maternal hypoxia or nutrient restriction during pregnancy on endothelial function in adult male rat offspring. J.Physiol, v. 565, n. Pt 1, p. 125-135, mai 2005.

WINDHAM, G. C. et al Prenatal active or passive tobacco smoke exposure and the risk of preterm delivery or low birth weight. Epidemiology, v. 11, n. 4, p. 427433, Jul 2000.

WLODEK, M. E. et al La restriction de la croissance avant ou après la naissance réduit le nombre de néphrons et augmente la pression artérielle chez les rats mâles. Kidney Int, v. 74, n. 2, p. 187-195, juillet 2008.

WOELK, G. B. Le faible poids à la naissance est-il un facteur de risque d'hypertension à l'âge adulte ? A literature review with particular reference to Africa. S.Afr.Med.J., v. 85, n. 12 Pt 2, p. 1348-3, Dec 1995.

WONG, W. T. et al Endothelial dysfunction : the common consequence in diabetes and hypertension. J.Cardiovasc.Pharmacol., v. 55, n. 4, p. 300-307, avril 2010.

WOODS, L. L. Fetal origins of adult hypertension : a renal mechanism ? Curr.Opin.Nephrol.Hypertens, v. 9, n. 4, p. 419-425, juillet 2000.

WOODS, L. L. et al Modest maternal protein restriction fails to programme adult hypertension in female rats. Am.J.Physiol Regul.Integr.Comp Physiol, v. 289, n. 4, p. R1131-R1136, Oct 2005.

XITA, N.;TSATSOULIS, A. Origines fœtales du syndrome métabolique. *Ann.N.Y.Acad.Sci.*, v. 1205, n. 148-155, Sep 2010.

YAJNIK, C. Contrôle nutritionnel de la croissance fœtale. *Nutr.Rev.*, v. 64, n. 5 Pt 2, p. S50-S51, mai 2006.

YAJNIK, C. S. *et al* Neonatal anthropometry : the thin-fat Indian baby. The Pune Maternal Nutrition Study. *Int.J.Obes.Relat Metab Disord*, v. 27, n. 2, p. 173180, Feb 2003.

YASMIN;O'SHAUGHNESSY, K. M. Genetics of arterial structure and function : towards new biomarkers for aortic stiffness ? *Clin.Sci.(Lond)*, v. 114, n. 11, p. 661-677, Jun 2008.

YOSIPIV, I. V.;EL-DAHR, S. S. Activation des systèmes générateurs d'angiotensine dans le rein de rat en développement. *Hypertension*, v. 27, n. 2, p. 281-286, Feb 1996.

YUEN, R. K. *et al* DNA methylation profiling of human placentas reveals promoter hypomethylation of multiple genes in early-onset preeclampsia. *Eur.J.Hum.Genet.*, v. 18, n. 9, p. 1006-1012, Sep 2010.

ZANDI-NEJAD, K. *et al* Adult hypertension and kidney disease : the role of foetal programming. *Hypertension*, v. 47, n. 3, p. 502-508, mars 2006.

ZHANG, J. *et al* Differences in birth weight and blood pressure at age 7 years among twins. *Am.J.Epidemiol*, v. 153, n. 8, p. 779-782, avril 2001.

ZIMMERMAN, B. G.;DUNHAM, E. W. Tissue renin-angiotensin system : a site of drug action ? *Annu.Rev.Pharmacol.Toxicol.*, v. 37, n. 53-69, 1997.

CHAPITRE 1 - QUELS CRITÈRES DE CROISSANCE PERMETTENT DE MIEUX PRÉDIRE LA PROGRAMMATION FŒTALE ?

Ref : ADC/2010/207043 - QUELS CRITÈRES DE CROISSANCE PRÉCISENT LE MIEUX LA PROGRAMMATION FÉTALE ?

Cher Dr Mattos

J'ai le plaisir de vous informer que votre manuscrit intitulé "WHICH GROWTH CRITERIA BETTER PREDICT FETAL PROGRAMMING ?" a été accepté pour publication dans Archives of Disease in Childhood.

Nous essayons d'assurer une publication en ligne dans les 3 à 6 semaines suivant l'acceptation finale (bien que cela ne soit pas toujours possible et dépende du nombre de manuscrits en attente de publication). Nous publions en ligne via Online First, ce qui permet d'éviter les retards de publication liés à l'attente de l'attribution d'un numéro. Ce dernier peut être imprimé ou non. La publication anticipée établit la primauté de l'œuvre, la date de publication initiale en ligne étant incluse dans la version imprimée finale (si elle est publiée sous forme imprimée).

Licence de publication

Si vous ne l'avez pas encore fait, veuillez ajouter une déclaration dans le manuscrit indiquant que "l'auteur correspondant a le droit d'accorder au nom de tous les auteurs et accorde au nom de tous les auteurs une licence exclusive (ou non exclusive pour les fonctionnaires) à l'échelle mondiale au BMJ Publishing Group Ltd et à ses licenciés pour permettre à cet article (s'il est accepté) d'être publié dans les éditions Archives of Disease in Childhood et dans tout autre produit du BMJPGL afin d'exploiter tous les droits subsidiaires, comme indiqué dans notre licence http://group.bmj.com/products/journals/instructions-for-authors/licence-forms".

Veuillez également ajouter une déclaration d'intérêts concurrents ou une déclaration disant Intérêts concurrents : Aucun.

Si votre manuscrit ne contient pas ces déclarations, vous serez contacté par la rédaction pour qu'elles soient ajoutées.

En outre, veuillez vous assurer que vous envoyez le consentement du patient, le cas échéant, et que toutes les figures sont téléchargées sous forme de fichiers séparés au format PPT ou JPG.

"http://group.bmj.com/products/journals/patient-consent-forms/consentforms/"

Enfin, pour les articles originaux uniquement, veillez à inclure deux sections à la fin de votre manuscrit, intitulées "ce que l'on sait déjà sur ce sujet" et "ce que cette étude apporte". Veuillez noter que chaque section ne doit pas comporter plus de deux points.

Lien gratuit

Nous sommes désormais en mesure de vous offrir un lien GRATUIT vers votre article dès qu'il est publié en ligne. Cela vous permettra de lire le texte intégral de votre article et de télécharger et d'imprimer la version PDF de l'article pour un usage personnel et de recherche (maximum 50 copies). Vous pouvez partager ce PDF avec vos co-auteurs et collègues. Ce PDF remplace l'exemplaire papier complémentaire de la revue habituellement envoyé à l'auteur correspondant. Veuillez consulter : http://group.bmj.com/products/journals/instructions-for-authors/licence-forms pour plus de détails.

Communiqués de presse

Veuillez noter que le BMJPG publie régulièrement des communiqués de presse sur des articles/éditoriaux/lettres tirés des revues du BMJ. Vous pourriez être l'un d'entre eux.

Pour toute question, veuillez contacter l'Office éditorial à l'adresse suivante : archdischild@bmjgroup.com

Nous vous remercions d'avoir soumis votre candidature aux Archives of Disease in Childhood (Archives des maladies de l'enfance).

Je vous prie d'agréer, Monsieur le Président, l'expression de mes sentiments distingués,

Dr Martin Ward Platt

Archives des maladies de l'enfance

Le groupe BMJ est l'un des fournisseurs d'informations médicales les plus fiables au monde pour les médecins, les chercheurs, les professionnels de la santé et les patients www.bmjgroup.bmj.com. Cet e-mail et toutes les pièces jointes sont confidentiels. Si vous avez reçu cet e-mail par erreur, veuillez le supprimer et nous en informer. Le destinataire doit vérifier que cet e-mail et les pièces jointes ne contiennent pas de virus, car le groupe BMJ décline toute responsabilité en cas de dommages causés par des virus. Les courriers électroniques envoyés ou reçus par le groupe BMJ peuvent être contrôlés en termes de taille, de trafic, de distribution et de contenu.

BMJ Publishing Group Limited

Une société privée à responsabilité limitée, enregistrée en Angleterre et au Pays de Galles sous le numéro 03102371

Siège social : BMA House, Tavistock Square, London WC1H 9JR, UK. http://bmjgroup.bmj.comBMJ Publishing Group Limited

Une société privée à responsabilité limitée, enregistrée en Angleterre et au Pays de Galles sous le numéro 03102371

Siège social : BMA House, Tavistock Square, London WC1H 9JR, UK. http://bmjgroup.bmj.com

QUELS SONT LES CRITÈRES DE CROISSANCE QUI PERMETTENT DE MIEUX PRÉDIRE LA PROGRAMMATION DU FŒTUS ?

Sandra S. Mattos[1-2], Maria Elizabeth C. Chaves[1], Suzana Costa[1]
, Ana Catarina Matos Ishigami[1-2], Sarah Bezerra Rêgo[1-2], Vinicius Souto Maior[1]
, Rossana Severi[2], José Luiz de Lima Filho[1]

[1] **Laboratoire d'immunopathologie Keizo-Asami - LIKA, Université fédérale de Pernambuco - UFPE, Brésil**
Pernambouc - UFPE, Brésil

[2] *Unité de cardiologie maternelle et fœtale - UCMF, Real Hospital Português de Beneficência em Pernambuco - RHP, Brésil*

MOTS CLÉS

Programmation fœtale

Profil biochimique

Courbes de croissance

Critères de croissance fœtale personnalisés

AUTEUR CORRESPONDANT

Sandra Mattos

Unité de cardiologie materno-fœtale

Hôpital royal portugais

Av. Portugal 163, Recife - PE, Brésil, 50090-900

Tél : (55 81) 3312.155

E-mail : ssmattos@cardiol.br

COMPTAGE DES MOTS

Résumé = 150 mots

Texte 1207 mots

INTRODUCTION

Le faible poids à la naissance est considéré comme la marque d'un environnement intra-utérin défavorable. Ce paradigme a toutefois été contesté. On ne sait pas si la prise de poids du fœtus n'est pas toujours affectée par un environnement intra-utérin défavorable ou si les critères standard ne permettent pas d'évaluer le véritable potentiel de croissance. Des critères de croissance personnalisés ont été proposés pour mieux différencier la petitesse constitutionnelle d'un véritable retard de croissance. Sur la base de ce qui précède, nous avons émis l'hypothèse que les critères de croissance personnalisés sont plus fiables pour prédire les troubles intra-utérins chez les bébés SGA. Nous avons donc mesuré les paramètres biochimiques précédemment associés au retard de croissance intra-utérin, tels que l'oxyde nitrique, la hs-CRP, l'acide urique, les lipides sanguins et les protéines [2-5], à la fois chez les bébés SGA st et ct et chez leurs mères.

PATIENTS ET MÉTHODES

L'approbation du comité d'éthique a été obtenue et tous les participants ont signé des formulaires de consentement. Les critères d'exclusion étaient les suivants : gémellité, anomalie génétique, infection, maladie du collagène, toxicomanie maternelle, prématurité et pré-éclampsie.

Entre août 2009 et mars 2010, 32 nouveau-nés des deux sexes, nés entre 37 et 42 semaines, ont rempli les critères de sélection et ont été enrôlés. Il s'agissait de huit bébés st-SGA et de 24 bébés témoins st-AGA. Aucun bébé st-LGA n'a été sélectionné.

Des critères de croissance personnalisés ont été appliqués à l'aide du logiciel GROW - Gestation Related Optimal Weight, disponible à l'adresse www.gestation.net. L'Amérique latine n'étant pas incluse dans le logiciel, les percentiles de poids de naissance ont été tracés par rapport à tous les groupes ethniques disponibles et les valeurs moyennes, inférieures à 10 % et supérieures à 90 %, ont été utilisées pour classer les bébés ct-SGA et ct-LGA, respectivement.

Les échantillons de sang maternel et de sang de cordon ont été prélevés et conservés, et les placentas ont été pesés, conformément aux protocoles établis. Le kit DINO 250 de BioAssay Systems a été utilisé pour la détermination de la production de NO. Les analyses biochimiques ont suivi les procédures de laboratoire habituelles.

Les différences statistiques ont été calculées à l'aide du test non paramétrique de Kruskal-Wallis dans le logiciel R-v.2.10.0, disponible à l'adresse www.r-project.org. Les tests d'hypothèse ont été effectués en considérant un niveau de signification de 5 % ($p < 0,05$). Les valeurs sont présentées avec des intervalles de confiance à 95%.

RÉSULTATS

Les données anthropométriques de la mère et du fœtus sont présentées dans le tableau 1.

Sur la base de critères personnalisés, un tiers des st-AGA ont changé de catégorie, cinq de ct-AGA ont changé de catégorie.

SGA et trois à ct-LGA.

En plus d'être plus petits ($p = 0,003$) et plus légers ($p < 0,001$) que leurs homologues st-AGA

les st-SGA avaient des placentas plus petits ($p = 0,002$) et sont nées à un âge plus précoce.

âge gestationnel ($p = 0,024$). Les bébés Ct-SGA étaient également plus petits ($p = 0,013$) et plus légers (p

< 0,001) que le ct-AGA, mais ne présentait pas de différences en ce qui concerne l'âge gestationnel ou la taille du placenta.

Le rapport entre le poids du placenta et le poids du fœtus n'était pas différent selon qu'il s'agissait d'un st-SGA ou d'un st-

AGA (p = 0,459), mais elle était plus élevée entre ct-SGA et ct-AGA (p = 0,011). Non

Des différences anthropométriques ont été constatées entre les bébés ct-LGA et les bébés ct-AGA.

Tableau 1 - Données anthropométriques des patients

Variables	Critères de croissance standard (st)							Critères de croissance personnalisés (ct)										
	st-AGA n = 24			st-SGA n = 8			*p valeur*	ct-AGA n = 16			ct-SGA n = 13			*p valeur*	ct-LGA n = 3			*p valeur*
	Moyenne	IC (95%)		Moyenne	IC (95%)			Moyenne	IC (95%)		Moyenne	IC (95%)			Moyenne	IC (95%)		
Date maternelle																		
Parité	1.1	0.6	1.6	2.1	0.0	4.2	*0.62*	1.1	0.5	1.7	2.0	0.7	3.3	*0.41*	0.0	0.0	0.0	*0.13*
Âge (ans)	26.3	23.7	28.9	25.3	21.2	29.4	*0.70*	26.9	23.7	30.1	26.4	23.2	29.6	*0.90*	19.6	17.5	21.7	*0.12*
IMC initial	25.0	23.5	26.5	22.6	21.2	24.0	*0.18*	24.9	23.0	26.8	24.6	22.7	26.5	*0.97*	21.5	20.4	22.6	***0.09***
IMC final	30.3	28.7	31.9	27.1	25.7	28.5	*0.08*	30.1	28.0	32.2	29.2	27.4	31.0	*0.73*	27.1	26.1	28.1	*0.29*
Syst BP	113.5	108.0	119.0	103.8	94.9	112.7	*0.12*	109.4	103.3	115.5	110.4	102.8	118.0	*0.74*	123.3	99.7	146.9	*0.18*
Diast BP	75.8	71.6	80.0	68.8	61.9	75.7	*0.11*	73.4	68.9	77.9	71.9	66.3	77.5	*0.75*	86.7	69.4	104.0	*0.10*
Données néonatales																		
Genre	1.5	1.3	1.7	1.8	1.4	2.1	*0.16*	1.4	1.1	1.7	1.7	1.4	2.0	*0.18*	1.3	0.7	1.9	*0.74*
Âge gestationnel (jours)	272.7	268.6	276.8	263.5	260.2	266.8	*0.02*	272.1	268.6	275.6	268.8	261.8	275.8	***0.10***	268.3	256.2	280.4	*0.45*
Poids à la naissance (g)	3182.0	3024.0	3340.0	2265.0	2042.0	2488.0	***<0.001***	3234.0	3063.0	3405.0	2492.0	2249.0	2735.0	***<0.001***	3450.0	2960.0	3940.0	*0.31*
IMC à la naissance	13.4	12.2	14.6	11.3	10.4	12.2	***<0.001***	13.6	12.5	14.7	11.7	10.7	12.7	***<0.001***	14.5	13.5	15.5	*0.22*
Placenta (g)	482.0	454.9	509.2	364.4	310.0	418.8	***<0.001***	466.4	434.5	498.3	428.5	367.3	489.8	*0.30*	483.3	443.2	523.4	*0.40*
Placentas/poids de naissance	0.2	0.1	0.2	0.2	0.1	0.2	*0.46*	0.2	0.1	0.2	0.2	0.2	0.2	***0.01***	0.1	0.1	0.2	*0.91*

Les tableaux 2 à 4 résument les profils biochimiques maternels et fœtaux.

L'analyse statistique a confirmé les différences entre les taux de nitrites et de hs-CRP, comme suit : taux de nitrates chez les bébés st-AGA vs st-SGA (p = 0,015) et ct-AGA vs ct-SGA (p = 0,001) ; et taux de hs-CRP chez les bébés st-AGA vs st-SGA (p = 0,004) et ct-AGA vs ct-SGA (p = 0,002). Les mères des bébés ct-SGA (p = 0,054) et ct-LGA (p = 0,057) présentaient également des taux élevés de nitrates.

Tableau 2 - Taux de nitrites, de hs-CRP et d'acide urique

Variables	Critères de croissance standard (st)			Critères de croissance personnalisés (ct)				
	st-AGA n = 24	st-SGA n = 8	*p valeur*	ct-AGA n = 16	ct-SGA n = 13	*p valeur*	ct-LGA n = 3	*p valeur*
	Moyenne IC (95%)	Moyenne IC (95%)		Moyenne IC (95%)	Moyenne IC (95%)		Moyenne IC (95%)	

Niveaux de nitrites																	
m.	1.4	0.5	2.4	1.5	1.0	2.0	0.57	1.2	0.9	1.5	1.8	0.5	3.0	*0.05*	1.6	1.3	1.9	*0.06*
n.	1.4	0.7	2.0	1.9	1.5	2.3	*0.01*	1.1	0.7	1.5	1.9	1.3	2.5	*<0.001*	1.7	1.2	2.1	0.12
hs-CRP																	
m.	0.6	0.2	1.0	0.8	0.4	1.2	0.08	0.5	0.1	1.0	0.7	0.3	1.1	*0.11*	0.8	0.4	1.1	0.22
n.	0.1	0.1	0.2	0.4	0.0	0.7	*<0.001*	0.1	0.0	0.2	0.3	0.0	0.6	*<0.001*	0.1	0.1	0.2	0.50
Acide urique																	
m.	4.1	3.0	5.2	4.7	3.8	5.5	0.12	4.1	3.2	4.9	4.1	3.1	5.1	*0.91*	5.8	4.6	7.0	*0.03*
n.	4.3	3.4	5.2	4.7	3.5	5.8	0.35	4.1	3.4	4.9	4.3	3.3	5.3	*0.90*	5.7	4.9	6.6	*0.02*

Les taux de nitrate sont exprimés en mmol/ml. La hs-CRP et l'acide urique sont exprimés en mg/dl. M = maternel et N = néonatal

Tableau 3 - Profil lipidique sérique de la mère et du nouveau-né

		Critères de croissance standard (st)						Critères de croissance personnalisés (ct)									
Variables		st-AGA n = 24			st-SGA n = 8		Valeur p	ct-AGA n = 16			ct-SGA n = 13		Valeur p	ct-LGA n = 3			Valeur p
		Moyenne	IC (95%)		Moyenne	IC (95%)		Moyenne	IC (95%)		Moyenne	IC (95%)		Moyenne	IC (95%)		
Triglycérides	m.	232.4	193.8	271.0	182.6	159.9	205.4	0.22	202.8	163.9	241.8	213.5	166.9	260.1	0.98	339.3	280.8	397.9	*0.02*
	n.	29.0	18.2	39.8	48.0	24.8	71.2	*0.06*	29.8	14.7	44.9	39.9	23.3	56.5	0.33	27.7	11.6	43.7	0.70
Cholestérol total	m.	242.6	215.6	269.7	231.1	212.7	249.4	0.43	238.5	204.8	272.3	236.6	215.2	258.0	0.57	259.7	146.7	372.7	0.66
	n.	59.9	44.6	75.3	85.6	58.9	112.4	*0.04*	60.4	38.5	82.4	76.5	57.2	95.8	*0.08*	53.7	38.6	68.7	0.50
HDL	m.	60.7	53.8	67.6	65.0	55.9	74.2	0.36	60.1	51.1	69.2	63.3	55.4	71.2	0.42	64.0	48.2	79.8	0.54
	n.	29.3	24.7	33.9	34.5	25.8	43.2	0.12	29.6	23.1	36.1	31.9	25.7	38.0	*0.11*	30.7	22.3	39.0	0.69
VLDL	m.	45.4	38.2	52.6	36.6	32.1	41.2	0.23	40.6	32.8	48.4	40.7	33.4	48.0	0.90	68.0	56.2	79.8	*0.02*
	n.	5.8	3.6	8.0	9.5	5.0	14.0	*0.05*	5.9	2.8	9.0	8.0	4.8	11.2	*0.19*	5.7	2.2	9.1	0.57
LDL	m.	136.5	114.8	158.3	129.5	110.7	148.3	0.66	137.9	112.1	163.7	132.6	110.8	154.5	*0.66*	127.7	40.5	214.9	0.54
	n.	24.9	15.7	34.2	41.6	25.1	58.2	*0.03*	24.9	11.9	37.9	36.7	24.6	48.8	*0.04*	18.3	12.8	23.9	0.91

Les niveaux d'acide urique étaient élevés à la fois dans le sang maternel (p = 0,029) et dans le sang du cordon ombilical (p = 0,019) uniquement dans le groupe ct-LGA.

Le cholestérol total et ses fractions étaient élevés chez les nouveau-nés st-SGA et ct-SGA. Les analyses statistiques ont montré des différences entre le cholestérol total (p = 0,041) et la fraction VLDL (p = 0,052) chez les st-AGA par rapport aux st-SGA. Des différences dans la fraction LDL ont été observées entre st-AGA et st-SGA (p = 0,028) ainsi qu'entre ct-AGA et ct-SGA (p = 0,041). Le rapport entre le cholestérol total et la fraction HDL est réduit à la fois chez les st-SGA (p = 0,016) et les ct-SGA (p = 0,030). Les mères de bébés ct-LGA présentaient des taux de triglycérides significativement plus élevés (p = 0,019).

Tableau 4 - Profil des protéines sériques maternelles et néonatales

	Critères de croissance standard			Critères de croissance personnalisés				
Variables	AGA	EMS	p	AGA	EMS	p	LGA	p
	Moyenne n = 24	Moyenne n = 8	valeur	Moyenne n = 16	Moyenne n = 13	valeur	Moyenne n = 3	valeur

		IC (95%)			IC (95%)				IC (95%)			IC (95%)			IC (95%)			
Protéines totales (mg/dl)																		
	m.	6.3	6.1	6.5	6.6	6.0	7.3	0.29	6.3	6.1	6.5	6.5	6.1	7.0	0.41	6.1	5.9	6.2	0.28
	n.	5.6	5.3	5.9	5.5	5.1	5.8	0.71	5.6	5.3	6.0	5.5	5.2	5.9	0.47	5.4	4.7	6.1	0.69
Albumine %	m.	0.5	0.5	0.5	0.5	0.5	0.5	0.01	0.5	0.5	0.6	0.5	0.5	0.5	0.02	0.5	0.5	0.5	0.50
	n.	0.6	0.6	0.6	0.6	0.6	0.6	0.38	0.6	0.6	0.6	0.5	0.6	0.79		0.6	0.6	0.6	0.65
Alfa1-globuline %	m.	0.1	0.0	0.1	0.1	0.1	0.1	0.01	0.0	0.0	0.1	0.1	0.1	0.1	0.00	0.1	0.1	0.1	0.15
	n.	0.0	0.0	0.0	0.0	0.0	0.1	0.12	0.0	0.0	0.0	0.0	0.0	0.1	0.35	0.0	0.0	0.0	0.18
Alpha2-globuline %	m.	0.1	0.1	0.1	0.1	0.1	0.2	0.15	0.1	0.1	0.1	0.1	0.1	0.2	0.02	0.1	0.1	0.1	0.37
	n.	0.1	0.1	0.1	0.1	0.1	0.1	0.65	0.1	0.1	0.1	0.1	0.1	0.1	0.28	0.1	0.1	0.1	0.18
Bêta-globuline %	m.	0.1	0.1	0.1	0.1	0.1	0.1	0.81	0.1	0.1	0.1	0.1	0.1	0.2	0.25	0.1	0.1	0.2	0.74
	n.	0.1	0.1	0.1	0.1	0.1	0.1	0.34	0.1	0.1	0.1	0.1	0.1	0.1	0.90	0.1	0.1	0.1	1.00
Gamma-globuline %	m.	0.2	0.2	0.2	0.2	0.2	0.2	0.31	0.2	0.2	0.2	0.1	0.2	0.47		0.2	0.1	0.2	0.43
	n.	0.2	0.2	0.2	0.2	0.2	0.2	0.97	0.2	0.2	0.2	0.2	0.2	0.2	0.15	0.2	0.2	0.2	0.37

Des pourcentages plus faibles d'albumine avec une augmentation de toutes les autres fractions protéiques ont été observés chez les mères de st-SGA et de ct-SGA. Les analyses statistiques ont montré des différences entre les proportions d'albumine et d'alpha-1 globuline pour les bébés st-AGA vs. st-SGA (p = 0,013 et p = 0,010) et ct-AGA vs. ct-SGA (p = 0,016 et p = 0,002), respectivement. Pour les pourcentages d'alpha-2 globuline, des différences ont été notées uniquement pour les bébés ct-AGA par rapport aux bébés ct-SGA (p = 0,017). Les profils protéiques néonataux n'étaient pas différents entre les groupes.

DISCUSSION

Nous avons choisi les critères de croissance personnalisés de Gardosi [1] car ils intègrent la taille, le poids, l'origine ethnique et la parité de la mère, des variables connues pour expliquer 20 à 35 % de la variabilité du poids de naissance à terme. L'ethnie Amérique latine n'est pas incluse dans le logiciel. Comme les Brésiliens sont le produit d'origines ethniques diverses, nous avons représenté les poids de naissance par rapport à tous les groupes ethniques disponibles dans la base de données et nous avons utilisé les valeurs moyennes.

De manière inattendue, trois bébés ont été classés comme ct-LGA. Bien qu'il s'agisse d'un très petit nombre, ils ont été maintenus dans l'étude parce qu'ils avaient été inscrits comme st-AGA. Ces bébés et leurs mères présentaient des taux d'acide urique plus élevés. Il convient d'évaluer plus avant si cet acide urique peut agir comme un piégeur de peroxynitrate protégeant les bébés du stress nitratif ou s'il peut entraver la libération d'oxyde nitrique par les cellules endothéliales et favoriser davantage le stress oxydatif [2] Il est intéressant de noter que ces mères ont commencé la gestation avec un IMC plus faible et ont pris plus de poids que les mères ct-SGA ou ct-AGA. Elles présentaient également des taux de triglycérides plus élevés. La littérature a montré que la concentration de triglycérides au cours du troisième trimestre de la grossesse est un facteur prédictif plus important du poids de naissance.

Cette étude a confirmé de nombreux résultats biochimiques rapportés en association avec le retard de croissance intra-utérin, tels qu'un profil lipidique altéré, la présence d'un état inflammatoire et une fonction endothéliale perturbée. L'étude a permis d'élargir les connaissances en démontrant que les nouveau-nés classés comme AGA selon les critères de croissance standard, mais qui n'atteignent pas leur véritable potentiel de croissance selon des critères personnalisés, présentent des anomalies biochimiques similaires, compatibles avec un environnement intra-utérin défavorable. Dans l'enfance, ces anomalies biochimiques sont prédictives de la santé à l'âge adulte. Nous nous demandons quels pourraient être leurs effets à long terme lorsqu'elles apparaissent à une période aussi précoce et sensible de la vie.

Des taux élevés de nitrates ont été observés chez les bébés st-AGAs et ct-AGs. Bien que cela puisse suggérer une vasodilatation et une meilleure perfusion, un travail récent de Hracsko et al. [3] a démontré une activité réduite de la superoxyde dismutase chez les SGA, conduisant à une augmentation des anions superoxydes et du stress nitratif.

Il est intéressant de noter que ce n'est que chez les bébés ct-SGA que le rapport placenta/poids de naissance a augmenté. Cela reflète probablement une tentative du placenta, en augmentant sa taille, d'approvisionner les fœtus de manière adéquate dans un environnement intra-utérin défavorable.

Il a été suggéré que, par rapport aux AGA, les SGA ont des réserves de graisse viscérale plus importantes, ce qui relierait le dépôt adipeux à l'inflammation aseptique et expliquerait les niveaux élevés de hs-CRP trouvés à la fois chez les st-SGA et les ct-SGA[4]. [4]

Enfin, les mères des enfants st-SGA et ct-SGA ne souffraient pas de malnutrition clinique et présentaient des taux de protéines totales normaux. Cependant, elles présentaient des fractions d'albumine significativement plus faibles, ce qui va dans le sens des connaissances générales selon lesquelles une carence en protéines entraîne une restriction de la croissance [5]. [5]

En conclusion, nous avons établi un profil biochimique d'un environnement défavorable intra-utérin et montré que des critères de croissance personnalisés sont mieux à même de détecter les bébés qui risquent d'en souffrir. Nos résultats indiquent également que les effets d'un tel environnement défavorable suivent un continuum dans lequel certains bébés présenteront peu de signes cliniques et d'autres développeront une restriction de croissance significative ou, éventuellement, une prise de poids excessive.

Nous suggérons que des critères de croissance personnalisés, combinés à la biochimie maternelle, peuvent être utilisés comme approche de dépistage pour les individus présentant un risque de *programmation fœtale* défavorable.

REMERCIEMENTS

Ce travail a été soutenu par la FACEPE (Fondation pour la science et la technologie /Pernambouc) et le CNPq (Conseil national de la recherche) dans le cadre d'un programme de doctorat à RENORBIO (Réseau de biotechnologie du Nord-Est), au Brésil. Les auteurs souhaitent exprimer leur gratitude aux nombreux chercheurs du LIKA et de l'UCMF pour leur soutien.

CONFLIT D'INTÉRÊTS

Aucun des auteurs n'a de conflit d'intérêt à divulguer.

COPYRIGHT

L'auteur correspondant a le droit d'accorder, au nom de tous les auteurs et de tous les membres de l'équipe, le droit d'auteur à tous les auteurs et membres de l'équipe.

accorde, au nom de tous les auteurs, une licence exclusive mondiale au BMJ Publishing Group Ltd et à ses licenciés pour permettre la publication de cet article (s'il est accepté) dans les éditions Archives of Disease in Childhood et dans tout autre produit du BMJPGL, afin d'exploiter tous les droits subsidiaires, tels que définis dans notre licence.

FINANCEMENT

Subventions de recherche de la FACEPE et de la CAPES/Brésil.

RÉFÉRENCES

1. Gardosi J. New definition of small for gestational age based on fetal growth potential. Horm Res 2006;65 Suppl 3:15-8.

2. Gersch C, Palii SP, Kim KM et al. Inactivation de l'oxyde nitrique par l'acide urique. Nucleosides Nucleic Acids 2008;27(8):967-78.

3. Hracsko Z, Hermesz E, Ferencz A et al. Endothelial nitric oxide synthase is up-regulated in the umbilical cord in pregnancies complicated with intrauterine growth retardation. In Vivo 2009;23(5):727-32.

4. Yajnik CS. Early life origins of insulin resistance and type 2 diabetes in India and other Asian countries. J Nutr 2004;134(1):205-10.

5. Forest JC, Masse J, Moutquin JM. L'hématocrite et l'albumine maternels comme prédicteurs du retard de croissance intra-utérin et de l'accouchement prématuré. Clin Biochem 1996;29(6):563-6.

CHAPITRE 2 - PROTEOME SEREIN DES ENFANTS PETITS POUR L'AGE GESTATIONNEL : UNE VOIE VERS LA PROGRAMMATION FETALE.

Cher Dr Mattos,

Ceci confirme votre soumission au Journal of Clinical Investigation :

Type : Rapport succinct

Numéro : 57778-BR-1

Titre : Serum proteome of small for gestational age babies : a pathway to fetal programming (Protéome sérique des bébés de petite taille pour l'âge gestationnel : une voie vers la programmation fœtale)

Auteurs : Sandra Mattos, Maria Elizabeth Chaves, Suzana Costa, José Luiz Lima Filho

Frais (75 $ US) : Payé par carte de crédit

Vérifiez l'état d'avancement de votre demande en ligne à l'adresse suivante

https://www.the-jci.org/url.php?id=711612645551bcb47639e73153cda6b9

Ou allez sur https://www.the-jci.org/manuTron.php et entrez les informations suivantes :

Nom de l'auteur correspondant : Mattos

Numéro de manuscrit : 57778-BR-1

Veuillez noter que si vous avez envoyé votre manuscrit et vos figures par la poste, ces documents ne vous seront pas retournés.

Si vous avez des questions, veuillez contacter la JCI :

Courriel : staff@the-jci.org

Téléphone : 734-222-6050

Fax : 734-222-6058

Je vous prie d'agréer, Monsieur le Président, l'expression de mes sentiments distingués,

Le Staf JCI

PROTÉOME SÉRIQUE DES BÉBÉS DE PETITE TAILLE POUR L'ÂGE GESTATIONNEL : UNE VOIE VERS LA PROGRAMMATION FŒTALE.

Sandra S. Mattos[1-2]*, Maria Elizabeth C. Chaves*[1]*, Suzana Costa*[1], José Luiz de Lima Filho[1]

[1] Laboratoire d'immunopathologie de Keizo Asami - LIKA, Université fédérale de Pernambouc - UFPE, Brésil,

UFPE, Brésil,[2] Unité de cardiologie maternelle et fœtale - UCMF, Real Hospital Português de Œuvre de bienfaisance à Pernambuco - RHP, Brésil

Pied de course

Protéome sérique des bébés d'âge gestationnel réduit

Mots clés

Programmation fœtale

Protéome sérique

Bébés de petite taille pour l'âge gestationnel

Biomarqueurs

Protéomique

Auteur correspondant

Sandra Mattos

Unité de cardiologie materno-fœtale

Hôpital royal portugais

Av. Portugal 163, Recife - PE, Brésil, 50090-900

Tél : (55 81) 3312.155

Courriel : ssmattos@cardiol.br

Conflit d'intérêts

Aucun des auteurs n'a de conflit d'intérêt à divulguer.

INTRODUCTION

L'hypothèse de la *programmation fœtale* stipule que la malnutrition maternelle et d'autres conditions défavorables détermineront la physiologie du fœtus et, en fonction des similitudes ou des dissemblances des environnements postnatals, sa future propension à la santé ou à la maladie (BARKER, 2007b).

Bien qu'une certaine controverse subsiste quant à l'importance de l'insuffisance pondérale à la naissance, le concept selon lequel un environnement intra-utérin défavorable programme les individus à développer une série de maladies chroniques non transmissibles, tout au long de leur vie, est aujourd'hui universellement accepté (CHMURZYNSKA, 2010b).

Cependant, à ce jour, les voies qui transforment l'utérus d'un organe protecteur en un environnement défavorable n'ont pas été clairement identifiées. Des changements épigénétiques, tels que l'épissage de l'ARN et les modifications post-traductionnelles, ont été proposés comme voies mécanistiques sous-jacentes.

L'analyse des schémas protéiques spécifiques présents au début de la vie peut éclairer les interactions complexes entre les gènes, les environnements et les organismes qui définissent en fin de compte les schémas de santé et de maladie.

Nous avons mené cette étude pour analyser le protéome sérique du cordon ombilical de nouveau-nés nés petits pour l'âge gestationnel par rapport à des bébés témoins nés avec un âge gestationnel adéquat.

MÉTHODOLOGIE

Patients : les données ont été recueillies entre août 2009 et mars 2010 dans des maternités privées et publiques de Recife, dans le nord-est du Brésil. L'approbation du comité d'éthique a été obtenue et tous les participants ont signé des formulaires de consentement. Les critères d'exclusion étaient les suivants : gémellité, anomalie génétique, symptômes ou signes d'infection aiguë ou chronique, maladie du collagène, toxicomanie maternelle, prématurité et pré-éclampsie. Six nouveau-nés à terme, des deux sexes, nés entre 38 et 40 semaines, ont été sélectionnés. Il s'agissait de trois bébés petits pour l'âge gestationnel (SGA) et de trois témoins d'âge gestationnel adéquat (AGA).

Protocole : Le sang du cordon ombilical fœtal a été prélevé à la racine du cordon immédiatement après la délivrance du placenta. La coagulation a été inhibée par l'EDTA. Les échantillons de sang ont été centrifugés à 2400 xg pendant 10 minutes à $4°$ C et conservés à $-80°$ jusqu'à l'analyse.

Préparation des échantillons pour l'analyse protéomique : un pool de trois échantillons de sérum de bébés SGA et un autre de trois bébés AGA ont été traités avec le kit d'élimination de l'albumine et des IgG de GE Healthcare - USA, conformément aux instructions du fabricant. Le filtré obtenu a été dessalé, la concentration en protéines des échantillons déterminée et 500 µg de protéines de chaque échantillon ont été lyophilisés et remis en suspension dans 7 M d'urée, 2 M de thio-urée, 4 % de CHAPS, 60 mM de DTT, 2 % de tampon IPG 3-10, 0,002 % de bleu de bromophénol (solution tampon de réhydratation).

Electrophorèse bidimensionnelle : Pour la focalisation isoélectrique, 500 µg de sérums fœtaux SGA et AGA, remis en suspension dans une solution tampon de réhydratation ont été chargés directement dans des bandes de 13 cm (Immobiline IPG strips - GE Healthcare, USA) gel de focalisation avec un gradient de pH 3 à 10 et des bandes de 13cm. La focalisation a été réalisée dans un Multiphor II (GE Healthcare, USA) couplé à un circulateur thermostatique (GE Healthcare, USA). Les paramètres de focalisation étaient les suivants : 1st step : 300v, 1v/h ; 2nd step : 3,500v, 2.9 kv/h ; 3rd step : 3,500v, 12.0 kv/h, à 2mA constant. La deuxième dimension a été réalisée dans un gel de polyacrylamide à 10% selon Laemmli (LAEMMLI, 1970) avec un courant constant de 30mA à chacun des deux gels. Le système d'électrophorèse utilisé était le Hoefer SE600 (GE Healthcare, USA). La détection des protéines résolues en 2-DE (IEF/SDS-PAGE) a été réalisée en colorant chaque gel avec une solution de bleu brillant de Coomassie. Les gels ont été analysés par numérisation d'images et utilisation du logiciel ImageMaster 2D Platinum (GE Healthcare, USA).

Digestion 2-DE des protéines séparées : sept "spots" protéiques choisis qui étaient nettement différents entre les groupes ont été extraits du gel 2D et traités selon la méthodologie décrite précédemment par Rabilloud (RABILLOUD, 2000). En bref, ils ont été coupés du gel, traités avec 25 mM de bicarbonate d'ammonium dans 50 % (v/v) d'acétonitrile et incubés pendant 10 minutes à température ambiante. Ensuite, le matériel a été lavé avec de l'eau pure. Après élimination du surnageant, le gel a été incubé avec de l'acétonitrile pendant 5 minutes et séché dans un SpeedVac (Eppendorf Concentrator 5301, Allemagne). Le matériel séché a ensuite été digéré avec de la trypsine (Trypsin Gold- Mass, Grade Porcine, Promega) dans 50 mM de bicarbonate d'ammonium pendant 16 h, à 30° C.

Identification des protéines par spectrométrie de masse et analyse des données : Après digestion *in situ* des protéines avec de la trypsine comme décrit ci-dessus, les échantillons ont été déhalogénés dans ZipTip (Millipore). Les spectres des empreintes de masse des peptides (PMF) ont été obtenus avec un MALDI-ToF MS (Amersham, Suède). Les pics obtenus ont été analysés dans la banque de données SwissProt pour la recherche et l'identification des protéines.

RÉSULTATS ET DISCUSSION

L'électrophorèse 2D pour les bébés AGA et SGA est présentée dans la figure 1. Nous avons identifié 143 taches protéiques chez les bébés AGA et 128 chez les bébés SGA. Quatre-vingt-sept de ces taches étaient exprimées de façon similaire et correspondaient aux deux groupes. Les taches restantes présentaient des différences entre les groupes, mais la plupart étaient trop petites pour permettre un traitement à la trypsine en vue d'une évaluation plus approfondie.

Sept protéines, cependant, ont montré des profils d'expression très différents entre les groupes, même à l'œil nu (Figure 2). Il s'agit d'un groupe de six protéines exprimées chez les nouveau-nés AGA (points 60-59-64-85-92-100) et absentes ou peu exprimées chez les SGA (point 117). La septième protéine était sur-exprimée chez les SGA (Spot 108) et peu exprimée chez les AGA (Spot 75). Elles ont été choisies pour être digérées à la trypsine, analysées par MALDI-TOF et identifiées dans la banque de données Swiss Prot.

Le groupe de protéines identifiées chez les bébés AGA était le suivant : Kruppel-like factor 10 (KLF10), protéine phosphatase de faible poids moléculaire (ACP1), lipocaline spécifique de l'épididyme (LCN8), peptide de libération de la gastrine (GRP), interféron epsilon (IFNE) et adaptateur contenant le domaine BTB/POZ pour la protéine 1 de dégradation de RhoA médiée par CUL3 (BACD1). La protéine surexprimée chez les bébés SGA était une protéine à domaine central à quatre disulfures de WAP 8 (WFDC8). La figure 3 présente les spectres de l'empreinte de masse des peptides de pleine longueur (PMF) obtenus avec un MALDI-TOF MS (Amersham, Suède) et l'identification des protéines de la banque de données SwissProt pour les sept taches choisies.

Les protéines identifiées dans cette étude forment un profil très intéressant, car elles établissent clairement un lien entre la restriction de croissance intra-utérine et le développement de maladies chroniques non transmissibles à l'âge adulte.

La protéine régulée à la baisse la plus frappante chez les bébés SGA était le KLF-10. Les Kruppel-like sont une famille de dix-sept facteurs de transcription qui régulent divers processus biologiques, notamment la prolifération, la différenciation, la croissance, le développement, la survie et les réponses au stress externe. (MCCONNELL et YANG, 2010) En particulier, KLF10 est un régulateur transcriptionnel du développement du foie et du rythme circadien, piloté par des horloges moléculaires endogènes présentes dans la plupart des cellules de l'organisme. Son expression altérée a été associée à diverses maladies humaines, notamment cardiovasculaires, respiratoires, hématologiques, gastriques, métaboliques et immunitaires, ainsi qu'au cancer. KLF10 agit en fonction du sexe, par exemple dans le cas du syndrome métabolique chez l'adulte. Son expression est fortement corrélée à la densité minérale osseuse corticale volumétrique et peut être une voie vers le développement tardif de l'ostéoporose chez les adultes ayant un faible poids à la naissance. (FEWTRELL, WILLIAMS *et al*, 2009) Chez les souris mâles knock-out, *KLF10_/_*, une hypertrophie cardiaque, une hypertrophie septale asymétrique, une augmentation de la taille et de l'épaisseur de la paroi ventriculaire se développent. (RAJAMANNAN, SUBRAMANIAM *et al*, 2007) La désorganisation des myocytes et la fibrose des myofibroblastes ont également été décrites chez les souris *KLF10_/_* (WANG, XU *et al*, 2005), mais les mécanismes par lesquels KLF10 prévient l'hypertrophie cardiaque sont largement inconnus. KLF10 semble jouer un rôle dans l'athérosclérose via l'activation du système immunitaire. Il favorise l'activité accrue des cellules T C4+C25, ce qui entraîne l'accumulation de cytokines pro-inflammatoires périphériques, l'inflammation et l'athérosclérose. (CAO, WARA *et al*, 2009) Récemment, il a été démontré que KLF10 est un facteur de transcription contrôlé par l'horloge circadienne qui régule les gènes impliqués dans le métabolisme du glucose et des lipides dans le foie. (GUILLAUMOND, GRECHEZ-CASSIAU *et al*, 2010) Dans le scénario d'un faible poids de naissance et d'un syndrome cardiométabolique ultérieur, le métabolisme hépatique du glucose et des lipides est également altéré. (BURSZTYN et ARIEL, 2006) Le développement de nombreux cancers, du sein en particulier, (SORBELLO, FUSO *et al*, 2003) a été associé à une altération de l'expression de KLF10 au point qu'il est considéré comme un facteur majeur de suppression des tumeurs. (HEFFERAN, REINHOLZ *et al*, 2000) On trouvera ailleurs un examen approfondi de l'implication de KLF10 dans les processus de santé et de maladie, mais en résumé, son expression altérée affecte l'homéostasie et conduit à de nombreuses maladies chroniques non transmissibles, telles que l'athérosclérose, le diabète, la fibrose pulmonaire, le dysfonctionnement hépatique avec hypertriglycéridémie, l'obésité, l'inflammation, l'altération de la réponse immunitaire et le cancer.

Les autres protéines qui ne sont pas exprimées chez les nouveau-nés SGA peuvent également être impliquées dans la programmation des maladies de l'adulte. La protéine phosphatase à faible poids moléculaire (PPAC) fait partie d'un système polymorphe ayant d'importantes fonctions immunologiques et métaboliques. La fonction principale de cette enzyme est la régulation à la baisse du facteur de croissance dérivé des plaquettes et des récepteurs de l'insuline. (CASELLI, MARZOCCHINI et al, 1998) L'oxyde nitrique provoque son inactivation. (CASELLI, CAMICI et al, 1994) Cette enzyme est un produit du gène ACP1 qui est génétiquement polymorphe, et trois allèles communs ségréguant au locus correspondant donnent lieu à six phénotypes. ACP1 est impliqué dans la susceptibilité à la maladie coronarienne, ce qui renforce la notion d'une composante immunitaire dans la pathogenèse de l'athérosclérose.(BANCI, SACCUCCI et al, 2009) Récemment, il a été montré que l'association de ACP1 avec la maladie coronarienne peut dépendre du sexe et du diabète.(GLORIA-BOTTINI, BANCI et al, 2010)

La lipocaline spécifique de l'épididyme (LCN8) est la seule de ce groupe de protéines à être exprimée, même si ce n'est que de façon marginale, chez les bébés SGA. Elle est impliquée dans la fertilité masculine et les maladies de la reproduction (SUZUKI, LAREYRE et al, 2004). Son importante régulation à la baisse chez les nouveau-nés SGA pourrait être une voie sous-jacente aux futurs troubles de la reproduction observés chez les adultes nés SGA. (CICOGNANI, ALESSANDRONI et al, 2002)

Le peptide de libération de la gastrine (GRP) est un neuropeptide multifonctionnel qui a été impliqué dans certains troubles psychiatriques, dans le maintien du rythme circadien, dans la transmission spinale de la sensation de démangeaison, et dans l'inflammation et la réparation des plaies. (ISCHIA, PATEL et al, 2009) Son expression anormale a été associée au développement de la fibrose pulmonaire et de la dysplasie broncho-pulmonaire, et également chez les hommes adultes au comportement sexuel. (SAKAMOTO et KAWATA, 2009)

L'interféron épisilon appartient à la famille des interférons de type I et est fortement exprimé de manière constitutive dans le cerveau. Bien que ses mécanismes d'action ne soient pas bien connus, il semble avoir un rôle dans le maintien de la structure et de la fonction du cerveau (PENG, DUAN et al, 2007) ainsi que dans la modulation des réponses immunitaires qui suivent la stimulation des cytokines (MATSUMIYA, PRESCOTT et al, 2007).

Enfin, le BACD1 est un complexe ubiquitine-protéine ligase impliqué dans la régulation du cytosquelette d'actine. Par le biais d'interactions avec des protéines cibles, il exerce d'autres activités cellulaires telles que la transcription de gènes et l'adhésion. On ne sait pas grand-chose de cette protéine dans le scénario clinique, mais compte tenu des propriétés essentielles du cytosquelette d'actine dans le transport intracellulaire et la division cellulaire (HALL, 1998), sa régulation à la baisse dans les SGA pourrait avoir des effets importants, bien qu'inconnus, sur leur croissance et leur développement.

La régulation à la hausse de la protéine WAP à domaine central à quatre disulfures 8 (WFDC8) chez les bébés SGA est une autre nouvelle découverte. Cette protéine est un inhibiteur de protéase putatif et un membre d'une famille de 8 protéines dites WAP. Ses activités dans le corps humain n'ont pas été clairement établies ; cependant, la protéine WFDC1 de cette famille a été identifiée comme un inhibiteur sécrété de la croissance cellulaire et considérée comme un suppresseur de tumeur (LARSEN, RESSLER et al, 2000). Nous supposons que chez ces bébés soumis à un stress chronique, la régulation à la hausse de la WFDC8 agit comme une protection contre la surcroissance et le développement de néoplasies.

En conclusion, la démonstration que les bébés SGA présentent un profil protéique anormal, qui ressemble à celui rencontré chez les adultes atteints de maladies chroniques non transmissibles, est frappante. Elle ouvre la voie à l'exploration de nouvelles voies mécanistes pour les origines développementales de la santé et de la maladie. Ces nouvelles découvertes pourraient être utilisées comme biomarqueurs pour détecter les individus à risque en raison de la *programmation fœtale*.

ACCUSÉ DE RÉCEPTION

Les auteurs souhaitent exprimer leur gratitude aux nombreux chercheurs du Laboratoire d'immunopathologie de l'Université fédérale de Pernambouc, en particulier à Adriana S. A. Pereira et Roberto Afonso da Silva pour leur soutien pendant la préparation de ce manuscrit.

COPYRIGHT

L'auteur correspondant a le droit d'accorder, au nom de tous les auteurs et de tous les membres de l'équipe, le droit d'auteur à tous les auteurs et membres de l'équipe.

accorde, au nom de tous les auteurs, une licence exclusive mondiale au Journal of Clinical Investigation et à ses licenciés pour permettre la publication de cet article (s'il est accepté) dans les éditions du Journal of Clinical Investigation.

FINANCEMENT

Subventions de recherche de la FACEPE et de la CAPES/Brésil.

Liste de référence

1. Barker, D.J. 2007. Les origines de la théorie des origines du développement. *J. Intern. Med.* **261**:412-417.

2. Chmurzynska, A. 2010. Fetal programming : link between early nutrition, DNA methylation, and complex diseases (Programmation fœtale : lien entre la nutrition précoce, la méthylation de l'ADN et les maladies complexes). *Nutr. Rev.* **68**:87-98.

3. Laemmli, U.K. 1970. Cleavage of structural proteins during the assembly of the head of bacteriophage T4. *Nature* **227**:680-685.

4. Rabilloud, T. 2000. *Recherche sur le protéome. Électrophorèse sur gel bidimensionnel et méthodes d'identification.* Springer-Verlag. Heidelberg, Allemagne.

5. McConnell,B.B., et Yang,V.W. 2010. Mammalian Kruppel-like factors in health and diseases (Facteurs mammaliens de type Kruppel dans la santé et les maladies). *Physiol Rev.* **90**:1337-1381.

6. Bensamoun,S.F., Hawse,J.R., Subramaniam,M., Ilharreborde,B., Bassillais,A., Benhamou,C.L., Fraser,D.G., Oursler,M.J., Amadio,P.C., An,K.N. et al 2006. TGFbeta inducible early gene-1 knockout mice display defects in bone strength and microarchitecture. *Bone* **39**:1244-1251.

7. Fewtrell,M.S., Williams,J.E., Singhal,A., Murgatroyd,P.R., Fuller,N., et Lucas,A. 2009. Early diet and peak bone mass : 20 year follow-up of a randomised trial of early diet in infants born preterm. *Bone* **45**:142-149.

8. Rajamannan,N.M., Subramaniam,M., Abraham,T.P., Vasile,V.C., Ackerman,M.J., Monroe,D.G., Chew,T.L., et Spelsberg,T.C. 2007. TGFbeta inducible early gene-1 (TIEG1) and cardiac hypertrophy : Discovery and characterisation of a novel signaling pathway. *J. Cell Biochem.* **100**:315-325.

9. Wang,J., Xu,N., Feng,X., Hou,N., Zhang,J., Cheng,X., Chen,Y., Zhang,Y. et Yang,X. 2005. Targeted disruption of Smad4 in cardiomyocytes results in cardiac hypertrophy and heart failure. *Circ. Res.* **97**:821-828.

10. Cao,Z., Wara,A.K., Icli,B., Sun,X., Packard,R.R., Esen,F., Stapleton,C.J., Subramaniam,M., Kretschmer,K., Apostolou,I. et al 2009. Kruppel-like factor KLF10 targets transforming growth factor-beta1 to regulate CD4(+)CD25(-) T cells and T regulatory cells. *J. Biol. Chem.* **284**:24914-24924.

11. Guillaumond,F., Grechez-Cassiau,A., Subramaniam,M., Brangolo,S., Peteri- Brunback,B., Staels,B., Fievet,C., Spelsberg,T.C., Delaunay,F., et Teboul,M. 2010. Kruppel-like factor KLF10 is a link between the circadian clock and metabolism in liver. *Mol. Cell Biol.* **30**:3059-3070.

12. Bursztyn, M., et Ariel, I. 2006. Maternal-fetal deprivation and the cardiometabolic syndrome. *J. Cardiometab. Syndr.* **1**:141-145.

13. Sorbello,V., Fuso,L., Sfiligoi,C., Scafoglio,C., Ponzone,R., Biglia,N., Weisz,A., Sismondi,P., et De,B.M. 2003. Quantitative real-time RT-PCR analysis of eight novel estrogen-regulated genes in breast cancer (Analyse quantitative en temps réel par RT-PCR de huit nouveaux gènes régulés par les œstrogènes dans le cancer du sein). *Int. J. Biol. Markers* **18**:123-129.

14. Hefferan,T.E., Reinholz,G.G., Rickard,D.J., Johnsen,S.A., Waters,K.M., Subramaniam,M. et Spelsberg,T.C. 2000. Overexpression of a nuclear protein, TIEG, mimics transforming growth factor-beta action in human osteoblast cells. *J. Biol. Chem.* **275**:20255-20259.

15. Caselli,A., Marzocchini,R., Camici,G., Manao,G., Moneti,G., Pieraccini,G., et Ramponi,G. 1998. The inactivation mechanism of low molecular weight phosphotyrosine-protein phosphatase

by H2O2. *J. Biol. Chem.* **273**:3255432560.

16. Caselli,A., Camici,G., Manao,G., Moneti,G., Pazzagli,L., Cappugi,G. et Ramponi,G. 1994. Nitric oxide causes inactivation of the low molecular weight phosphotyrosine protein phosphatase. *J. Biol. Chem.* **269**:24878-24882.

17. Banci,M., Saccucci,P., D'Annibale,F., Dofcaci,A., Trionfera,G., Magrini,A., Bottini,N., Bottini,E., et Gloria-Bottini,F. 2009. ACP1 genetic polymorphism and coronary artery disease : an association study. *Cardiology* **113**:236-242.

18. Gloria-Bottini,F., Banci,M., Saccucci,P., Papetti,F., Neri,A., Pietroiusti,A., Magrini,A., et Bottini,E. 2010. The interaction of ACP1, ADA1, diabetes and gender in coronary artery disease. *Am. J. Med. Sci.* **340**:103-108.

19. Suzuki,K., Lareyre,J.J., Sanchez,D., Gutierrez,G., Araki,Y., Matusik,R.J., et Orgebin-Crist,M.C. 2004. Molecular evolution of epididymal lipocalin genes localised on mouse chromosome 2. *Gene* **339**:49-59.

20. Cicognani,A., Alessandroni,R., Pasini,A., Pirazzoli,P., Cassio,A., Barbieri,E., et Cacciari,E. 2002. Low birth weight for gestational age and subsequent male gonadal function. *J. Paediatr.* **141**:376-379.

21. Ischia, J., Patel, O., Shulkes, A., et Baldwin, G.S. 2009. Gastrin-releasing peptide : different forms, different functions. *Biofactors* **35**:69-75.

22. Sakamoto, H., et Kawata, M. 2009. Gastrin-releasing peptide system in the spinal cord controls male sexual behaviour. *J. Neuroendocrinol.* **21**:432-435.

23. Peng,F.W., Duan,Z.J., Zheng,L.S., Xie,Z.P., Gao,H.C., Zhang,H., Li,W.P., et Hou,Y.D. 2007. Purification de l'interféron-epsilon humain recombinant et analyse par microréseau d'oligonucléotides des gènes régulés par l'interféron-epsilon. *Protein Expr. Purif.* **53**:356-362.

24. Matsumiya,T., Prescott,S.M., et Stafforini,D.M. 2007. IFN-epsilon mediates TNF-alpha-induced STAT1 phosphorylation and induction of retinoic acidinducible gene-I in human cervical cancer cells. *J. Immunol.* **179**:4542-4549.

25. Hall,A. 1998. Rho GTPases and the actin cytoskeleton. *Science* **279**:509-514.

26. Larsen,M., Ressler,S.J., Gerdes,M.J., Lu,B., Byron,M., Lawrence,J.B., et Rowley,D.R. 2000. The WFDC1 gene encoding ps20 localises to 16q24, a region of LOH in multiple cancers. *Mamm. Genome* **11**:767-773.

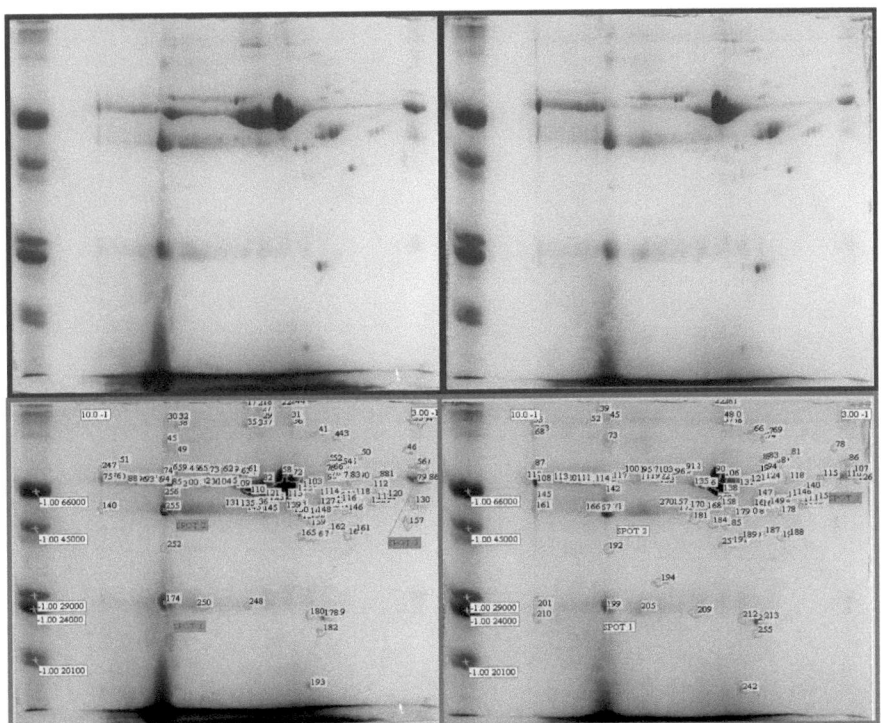

Fig. 1- Electrophorèse 2 D du sérum de sang de cordon de nouveau-nés AGA (à gauche) et SGA (à droite). En haut : Les bandes IPG Immobiline sont de 13 cm avec des gradients de pH de 3 à 10 (de droite à gauche). En bas : Gels analysés avec le logiciel ImageMaster 2D Platinum.

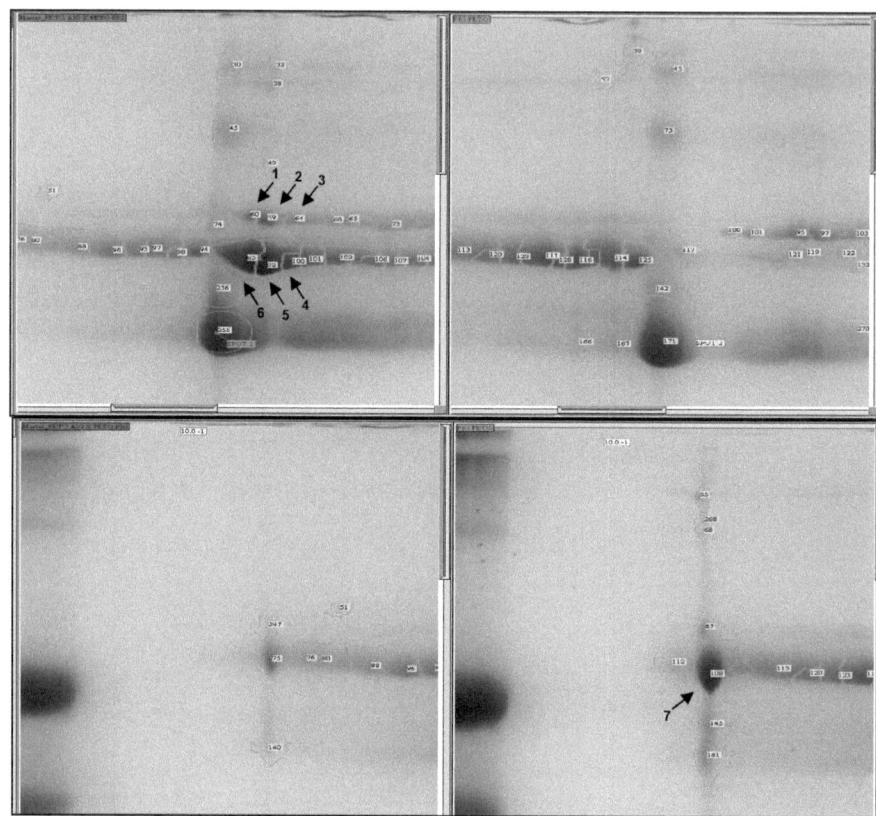

Fig. 2- Protéines identifiées. À gauche (AGA) : Points isoélectriques pour (1) l'adaptateur contenant le domaine BTB/POZ pour la protéine 1 de dégradation de RhoA médiée par CUL3 (BACD1), (2) le peptide de libération de la gastrine (GRP), (3) la protéine phosphotyrosine de faible poids moléculaire (PPAC), (4) l'interféron epsilon (IFNE), (5) le facteur 10 de type Kruppel (KLF10), et (6) la lipocaline spécifique de l'épididyme (LCN8). À droite (SGA) : WAP four- disulfide core domain protein 8 (WFDC8).

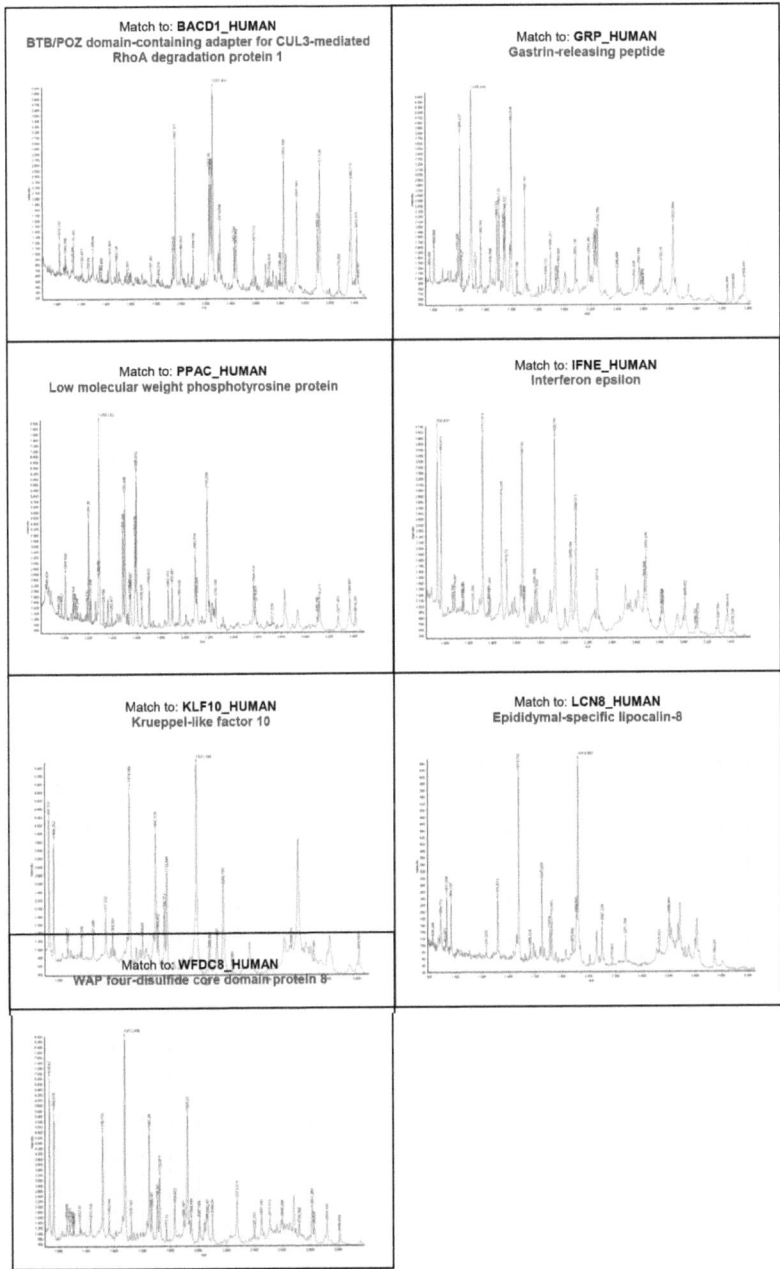

Fig. 3 - Spectres d'empreintes de masse de peptides de pleine longueur (PMF) obtenus avec un MALDI-ToF MS (Amersham, Suède) et identification des protéines dans la banque de données SwissProt.

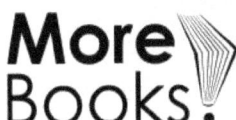

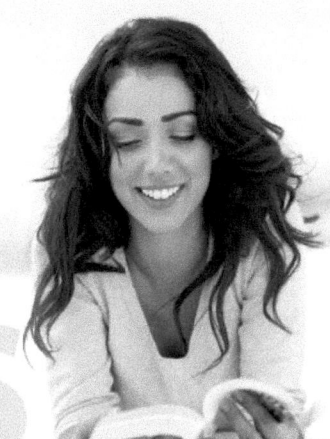

I want morebooks!

Buy your books fast and straightforward online - at one of world's fastest growing online book stores! Environmentally sound due to Print-on-Demand technologies.

Buy your books online at
www.morebooks.shop

Achetez vos livres en ligne, vite et bien, sur l'une des librairies en ligne les plus performantes au monde!
En protégeant nos ressources et notre environnement grâce à l'impression à la demande.

La librairie en ligne pour acheter plus vite
www.morebooks.shop

info@omniscriptum.com
www.omniscriptum.com

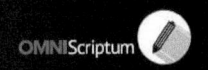

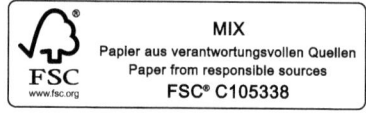

Printed by Books on Demand GmbH, Norderstedt / Germany